胎产心法校注

董尚朴 董石 校注

清·阎纯玺 著

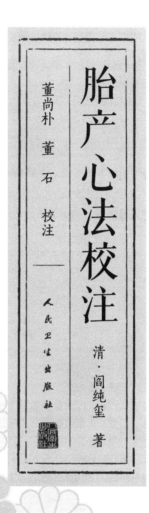

人民卫生出版社

·北京·

图书在版编目（CIP）数据

胎产心法校注 / 董尚朴，董石校注. —北京：人
民卫生出版社，2023.5

ISBN 978-7-117-34361-9

Ⅰ.①胎… Ⅱ.①董… ②董… Ⅲ.①中医妇产科学
②中医产科学 Ⅳ.①R271

中国版本图书馆 CIP 数据核字（2022）第 252697 号

人卫智网	**www.ipmph.com**	医学教育、学术、考试、健康，
		购书智慧智能综合服务平台
人卫官网	**www.pmph.com**	人卫官方资讯发布平台

胎产心法校注
Taichan Xinfa Jiaozhu

校　　注：董尚朴　董　石
出版发行：人民卫生出版社（中继线 010-59780011）
地　　址：北京市朝阳区潘家园南里 19 号
邮　　编：100021
E - mail：pmph @ pmph.com
购书热线：010-59787592　010-59787584　010-65264830
印　　刷：北京市艺辉印刷有限公司
经　　销：新华书店
开　　本：889×1194　1/32　　**印张**：11
字　　数：211 千字
版　　次：2023 年 5 月第 1 版
印　　次：2023 年 7 月第 1 次印刷
标准书号：ISBN 978-7-117-34361-9
定　　价：55.00 元

打击盗版举报电话：**010-59787491**　**E-mail**：**WQ @ pmph.com**
质量问题联系电话：**010-59787234**　**E-mail**：**zhiliang @ pmph.com**
数字融合服务电话：**4001118166**　　**E-mail**：**zengzhi @ pmph.com**

《胎产心法》成书于清雍正三年（1725），刊行于雍正八年（1730）。

作者阎纯玺，又名阎魁纯，字文侯，号诚斋，清代直隶上谷（今河北宣化）人，原籍六安寿州（今安徽寿县）。生于顺治十五年（1658），康熙年间进士，历任宣化府督运，大西仓监督，刑部主事、员外郎，工部郎中。雍正三年，出任广西左江分巡道，两摄按察使。致仕归，卒于乾隆元年（1736）。著有《济美堂诗稿》《胎产心法》。《胎产心法》书稿撰成于阎纯玺将往广西履新之时，刊刻时正在广西任职。

阎纯玺自序云："念医以寄死生，其道固难，而胎产一门，宗嗣攸系，两命所关，尤为医道之最难者。缘是博采方书，日取先贤名论，而探求其奥理，考验揣摹。历三十余年，似有以得其要领，不为岐途所惑，乃敢折衷先代之书，参以鄙见，汇成一集，分为上、中、下三卷，颜曰'胎产心法'。凡妇人受胎之始，有以固其根；临产之际，有以防其变；既产之后，有以保其生。"

全书共分上、中、下3卷。分述胎前、临产、产后多种病证的诊断和治疗。内容完备，通俗易懂，论述详精，持论公允，治疗方法妥当，切合实用。在参考前人诸多著述的基础上，阐述了个人的心得体会，充分体现了阎纯玺丰富的临床实践经验和严谨的治学态度。本书有较高的学术价值，一定的历史地位，对后世产科影响颇大。

但受社会时代的限制，书中一些内容带有较浓厚的迷信色彩，如转女为男、神煞符咒、安产藏衣、胎杀方位等，尚希读者明鉴。

本书初刻本为清雍正八年庚戌（1730）刻本。因受医家推崇，屡经翻刻，流传甚广，版本多达 60 余种。主要版本有：

1. 清嘉庆二十五年庚辰（1820）积庆堂刻本（简称积庆堂本）。

2. 清道光二十四年甲辰（1844）本衙藏版刻本（简称本衙本）。

3. 清道光二十六年丙午（1846）营陵守耕堂刻本（简称守耕堂本）。

4. 清道光二十七年丁未（1847）书业德记藏版刻本（简称书业德本）。

5. 清光绪四年戊寅（1878）长沙刻本（简称长沙本）。

6. 清光绪二十一年乙未（1895）上海文瑞楼石印本（简称文瑞楼本）。

本次校注以初刻本为底本，以积庆堂本为主校本，以守耕堂本、书业德本等为参校本，以书中所引书目如

《千金》(《备急千金要方》)、《良方》(《妇人良方大全》)、《大全》(《妇人良方大全》)、《纲目》(《济阴纲目》)、《全书》(《景岳全书》)、《医通》(《张氏医通》)、《尊生》(《嵩崖尊生全书》)等为他校本。因本书各版本内容基本一致，文字差异较少，而以初刻本最为完善，故校勘无多。

本次校注出版以保持初刻本原貌，体现阎纯玺学术思想为原则，采用如下方法：

1. 原书为繁体字右起竖式排版，用点、圈句读。今用简化字左起横式排版，现代标点符号标点。

2. 原书表示前文时，用"右"，偶用"上"。今仍其旧，不将其中"右"字改为"上"字。

3. 原书医论，绝大多数不分段落。今据文句内容，划分段落，以便阅读。

4. 原书文字，据内容分大小字编排，但时有混淆。今依其全书通例分排大小字（小字用楷体）。

5. 原书目录与正文题目，文字有差异者，出校语说明。

6. 原书中明显的错字、别字、异体字、通假字等，径改为现通行规范字，不出校语。

7. 原书中药名，与现通行规范药名用字不同者，径改为现通行规范药名用字，不出校语。如"淮牛膝""淮山药""黄蓍""慈姑"分别改为"怀牛膝""怀山药""黄芪""慈菇"等。

8. 初刻本或与对校本，或与他校本有文字差异，而初刻本文理、医理皆通，则保留初刻本文字，以免湮没阖纯玺学术见解。不出校语。

9. 初刻本或与对校本，或与他校本有文字差异，而初刻本或文理或医理欠通，出校语说明，但不改动初刻本文字。

10. 初刻本避清世宗雍正皇帝爱新觉罗·胤禛讳，将"真"字刻为"正"字，如"真阳"作"正阳"等等，仅偶见例外。今依其旧貌，不予回改，以免有失当者。读者审之。

校注者

2022 年 10 月 18 日

像公純魁導江左西廣

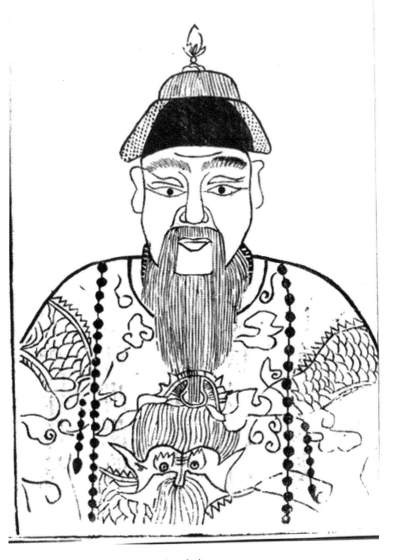

阎纯玺像

胎产心法序

　　一介之士，苟存心于利物于人，必有所济，矧更择一艺以自居者，其为功于世，可胜言哉？卜氏有言曰：虽小道，必有可观。论者谓，如农圃医卜之属，四者之中精其业，匀足以济世。然而农圃为圣人所弗道；卜筮之学，君平而后，鲜得其传。则夫士大夫从博览之余，一分其聪明才力，以寄其爱人利物之心者，要莫如医之一途为雅驯而功溥。虽然，难言之矣。盖人禀阴阳五行之气，以生命于天者，既不无厚薄之殊。而其继也，或伤于寒暑，或纵于嗜欲，或苦于抑郁劳瘁，与夫一切戕生拂性之端，种种相攻，求疾病之不起也，得乎？苟非有挟岐黄之术者以调剂其间，则斯人贸贸，亦大觉可哀。故诸家之中，唯医道为难。而医道之中，惟治胎产为更难也。余同寅友阎君文侯，器宇宏深，善气迎人，且于书无所不窥，于艺无所不通，而尤留心医学。每谓妇人胎产所关非小，诚以受胎之后调养有法，临产之际保护有方，既产之时调理有术，稍一弗慎，则存亡判于俄顷，生死关乎两人。尝见庸医多误，辄为嗟叹不置。爰及诸名家所论说，而折衷之以己意，著为胎产一书，颜曰"心法"。余于共事之暇，得闻其概，因取而读之。其于药性脉理，辨析于毫芒；征验引据，融会乎古今。诚业斯道者之津梁也。良由阎君居心仁恕，常怀利物，故即一艺之微，而亦必笔之于书，以觉世而训俗。今方特膺圣天子简命监使西粤，固将拴是心，以措之经纶、设施，行见事业烂然，有以上报圣主特达之知，下慰寮友期望之雅。则其溥利苍生，正无穷也，岂特肘后丹方，徒令人向阎君多种杏树哉！然是书亦急宜付之梨枣，以功业医者。竣后幸寄一卷示予，勿相忘也。是为序。

赐进士出身楚竟陵年家眷同寅弟龚健飏拜书于燕台客舍

时雍正三年秋八月

自序

予不敏，少年未尝学问。虽于医书多所涉猎，亦知其大略，而未究其精微，何敢自矜一得，以法当时而传后世耶！第念医以寄死生，其道固难，而胎产一门，宗嗣攸系，两命所关，尤为医道之最难者。缘是博采方书，日取先贤名论，而探求其奥理，考验揣摹。历三十余年，似有以得其要领，不为岐[1]途所惑，乃敢折衷先代之书，参以鄙见，汇成一集，分为上、中、下三卷，颜曰"胎产心法"。凡妇人受胎之始，有以固其根；临产之际，有以防其变；既产之后，有以保其生。始、终、常、变，曲折周详。不敢自私，爰付剞劂。愿世之业医者，得是书而融会贯通神明变化，固可以茂育群生。即不然，依论择方，对症加减，亦可以保全子母。后之善学胎产者，当不以予言为河汉耳。爰勒其概于篇首，以为之序。

时雍正庚戌季菊月之中浣

广西左江观察使上谷阎纯玺诚斋氏书于官署

---

1 岐：《康熙字典》："又路岐也。《释名》：物两为岐，在边为旁。《尔雅·释宫》：二达谓之岐旁。注：道旁出也。《列子·说符篇》：亡羊者曰，岐之中又有岐，不知所之，所以返也。"

胎产心法卷之上
各论目录

脉法

脉诀歌

金匮解方附本条

逐月养胎辨并慎择医药论[1]

受胎试验法附方

试男女胎法

三禁

教养宜忌论

饮食七情禁忌[2]

妊娠药忌歌

种子补益受胎寿子论

胎动安胎论

恶阻论

胞漏并小产论

诸痛论附孕痛

胎逆上逼胀满子悬论

诸血证论

子肿子气子满论[3]

子烦并五心烦热及烦躁口
干论

子淋论

转胞淋闭论

遗尿论

子嗽论

喘急论

泄泻论

霍乱论

中恶中暑中湿中风论

子痫论附破伤吐衄血类中风[4]

痢论

疟论

伤寒温热时疫论

谵语论

伤风论

伤食论

脏躁悲伤论

大便燥论

子喑论

腹内儿哭钟鸣论

---

1 正文为"逐月养胎并慎择医
药论"。

2 正文为"饮食七情禁忌论"。

3 正文后有小字"子满证即俗
呼胎水证也"。

---

4 附破伤吐衄血类中风：正文
为"又名风痓，一名子冒，
亦名类中风。附因破伤失血
吐血衄血致类中风"。

胎不长养过期不产并枯
　　胎论
鬼胎论 [1]
肠覃似孕并蓄血似孕论
妊娠出痘论
妊娠麻疹论

诸方目录
补益门
种子丹
种子奇方
坎离丸
延嗣酒
补益大豆方
山精寿子丸
补阳益气煎
补阳益气丸
济阴寿子饮
济阴大造丸
河车大造育麟丸
胎动安胎门
丹溪安胎饮

加味安胎饮
加减安胎饮
安胎万全饮
杜仲丸附千金保孕丸
胡连丸
黑白安胎散
加味四物汤
四物汤加减用法 [2]
芩术安胎饮
紫苏饮
保胎神效丸 [3]
恶阻门
加味参橘饮
止呕安胎饮
归原饮 [4]
参橘饮 [5]
青竹茹汤
橘皮汤
二香散
保生汤

---

1 正文后有小字"又名夜
　　叉胎"。

2 正文无"加减用法"四字。

3 正文为"保胎神效丸方"。

4 正文为"归原散"。

5 正文为"参橘散"。

半夏茯苓汤

小和中饮

六味异功煎

理阴煎附附子理阴煎六味回
　　阳饮

《良方》半夏茯苓汤

茯苓丸

苦柚单方

胞漏小产门

加味补中安胎饮

归脾汤附加味归脾汤济生归
　　脾汤

《尊生》安胎饮

景岳胎元饮

泰山磐石散

安胎万全神应散

凤衣散

苎根汤

胶艾安胎散

增损八物汤

止漏绝神丹

诸痛门附孕痛

川芎茶调散

加味芎归汤

藿香正气散

《尊生》定痛延胡散

人参养胃汤

六君子汤

《千金》芩术芍药汤

补中益气汤

平胃散

胶艾汤

千金托里散

八珍汤

二妙散

独活寄生汤

胶艾芎归汤

佛手散一名芎归汤又名当归汤

阿胶散

捷径方 [1]

三物解毒汤

四乌汤

加味导赤汤

小柴胡汤

---

1 正文后有小字"又名白扁
　　豆散"。

六味地黄汤附六味地黄丸桂

　　附八味地黄丸金匮肾气丸

　　济生肾气丸[1]

东垣凉膈散

香壳散

下瘀血汤

当归活血汤

胎逆上逼胀满子悬门

四君子汤

逍遥散附八味逍遥散又名加

　　味逍遥散

和气安胎饮附顺气安胎散[2]

加参平胃散

《尊生》和气饮

针灸方

诸血证门

加味清胃散

黄芩清肺饮

冬味地黄汤附冬味地黄丸又

名八仙长寿丸[3]

凉血地黄汤

子肿子气子满门子满即名

　　胎水

全生白术散

健脾利水汤

加味五皮汤附五皮散[4]

加味天仙藤散

茯苓汤

《千金》鲤鱼汤

《局方》五皮汤

束胎饮

子烦并五心烦热及烦躁口

　　干门

竹叶安胎饮

《千金》竹沥汤

加味竹叶汤

二陈汤

加减参麦汤

知母丸[5]

一味黄连散

---

1 正文小字为"附六味地黄丸
　　八味地黄丸名金匮肾气丸加
　　味肾气丸济生肾气丸"。

2 正文方名后无小字，文内有
　　"顺气安胎散"。

---

3 正文小字为"附丸方"。

4 正文无小字。

5 正文后有小字"又名一
　　母丸"。

《尊生》加味安胎饮

子淋门

加减安荣散

转胞淋闭门

二陈升提饮

遗尿门

白薇散

加减六味汤

子嗽门

宁肺止嗽散

苏桔汤

喘急门

参苏饮

平安散

泄泻门

胃风汤

加味理中汤

加味治中汤

四苓散附五苓散

不换金正气散

胃苓汤

加味六君子汤

密斋加味四君子汤

人参白术散

霍乱门

香苏散

加味四味紫苏和胎饮

六和汤

回生散

七味白术散

中恶中暑中湿中风门

散滞汤

煮艾方

清暑和胎饮

黄芩白术汤

搜风安胎饮

子痫门

羚羊角散

钩藤汤

清神汤

琥珀寿星丸

荆防安胎散

痢门

厚朴去干姜汤

厚朴生姜甘草半夏人参汤

黄芩芍药汤

香连丸

连理汤

《千金》三物胶艾汤又名胶
　　艾榴皮汤
驻车丸
白头翁加甘草阿胶汤
当归黄芩芍药汤
黄连阿胶汤
一味阿胶饮
阿胶黄连饮又名黄连阿胶汤
加味香连汤

疟门

枳实理中汤附理中汤附子理
　　中汤[1]
承气汤
黄连解毒汤
桂枝白虎汤附白虎汤人参白
　　虎汤
散邪饮
截疟汤
柴胡知母汤
七圣截疟散
明砂止疟丹
加减丹溪安胎饮

伤寒温热时行疫证门

葱白香豉汤
《尊生》香苏散
金花汤
《济阴》香苏散
黄龙汤
三黄解毒汤
护胎法
又法
柴葛安胎饮
生津葛根汤
栀子葱豉汤
加味化斑汤
《千金》石膏大青汤
石膏六合汤
升麻六合汤

谵语门

生地黄黄连汤
血证黑神散

脏躁悲伤门

甘草大枣汤
淡竹茹汤

大便燥门

润燥汤

1 正文小字为"附理中汤又附
　子理中汤"。

胎不长养过期不产并枯胎门

保元汤

十全大补汤

补血行滞汤又名催生汤

鬼胎门

决津煎

通瘀煎

妊娠出痘门

黄芩汤

妊娠麻疹门

升麻葛根汤

固胎饮

胎产心法上卷目录毕

胎产心法卷之中

各论目录

脉诀歌

保产论

胎杀方位 [1]

房中游神方位 [2]

生子宜向方

安产藏衣方向宜忌

借地法 [3]

临产须知 [4]

难产五因 [5]

催生论

子死腹中论

胞衣不下论

交骨不开论

诸方目录

保产门预服易产

达生散

密传达生散

养胎散

神寝丸

保生无忧散

千金不换方一名保产无忧散

保气丸

滑胎煎

滑胎散

---

1 正文后有小字"孕妇宜避"。

2 正文后有小字"忌安床换帐"。

3 正文为"体元子借地法"。

4 正文为"临产须知十四则"。

5 正文为"难产有五因"。

家传胎产金丹

临产须知

救逆汤

三补丸

催生门

催生独参汤附论 [1]

催生万全汤附论

催生佛手散

油蜜饮

三合济生汤

鱼胶散

催生简易方

催生如意散

催生芎归汤即佛手散

葱白益母汤

神柞饮

《秘录》加味神柞饮附论

乳朱丹 [2]

伏龙肝散 [3]

二蜕散

胶葵散

催生如神散

催生如圣散

手握丹一名兔脑丸

琥珀黑龙丹

催生起痘神验方

《尊生》救生汤

神应丹又名万全膏

子死腹中门

立候下胎散

乌金散《局方》名黑神散《灵苑》名肉桂散

脱花煎

香桂散一名桂香散附救苦散

牛膝丸

琥珀丸

新法下胎方

《千金》神造散

扶羸小品方

仙传保命丹一名安穰丸一名夺命丹

官桂散

黑神散

鸡熨下死胎法

下胎单方

《千金》榆皮汤

---

1 正文无"催生"二字,当有。

2 正文后有小字"一名开骨膏"。

3 正文无"散"字,当有。

返魂丹

胞衣不下门

益母丸一名返魂丹附益母膏

《良方》夺命丹

失笑散

下胎衣单方

又方

血极膏一名醋大黄丸 1

三柰下胎方 2

花蕊石散

《良方》牛膝散

灸足小趾法

《千金》牛膝汤

蛇蜕乌金丸

半夏散

交骨不开门

参便佛手散

加味芎归汤

开骨膏

胎产心法中卷目录毕

胎产心法卷之下
各论目录

脉诀论

产后大补须分虚不虚全实
　　三证论

四物汤不宜产后论

生化汤论附方

调摄论

产后禁忌论

产后药误须知

三冲论

产后不宜汗下利小便论

新产三审论

血块论 3

晕厥论

血脱气脱神脱三证论血脱
　　暴崩气脱似喘神脱妄言妄
　　见及谵语郑声发狂

恶露不止论

气喘论

恶露不下论

脱汗亡阳及诸汗论

伤食论

1 正文"一"作"又"。

2 正文为"三柰下胞方"。

3 正文为"血块痛论"。

忿怒气逆论

头痛论

心痛即胃脘痛论

腹痛论

小腹痛并儿枕论

腰痛论

胁肋痛论

手足身痛论

发热论

大便燥秘论

类疟及寒热往来论

类中风痉瘛及语涩口噤不
　语筋挛瘛疭等证论

怔忡惊悸并虚烦烦躁论

麻瞀论

口干渴兼小便不通或短
　少论

泄泻及完谷不化并遗屎论

痢滞论

霍乱论

气逆呕吐不食论

呃逆论即吃忒又名咳逆

腹胀满闷论

浮肿论

咳嗽论

淋证论

小便数及遗尿不禁论

蓐劳骨蒸论

吐衄及口鼻黑气起而衄并
　舌黑论

大小便血论

月水不通论

痈疽论

乳少无乳并乳汁自出论

妒乳吹乳乳痈论

乳岩论

乳悬论[1]

前阴诸证论

诸方目录

生化汤附论

三冲门

来复丹

二味参苏饮

新产三审门

殿胞煎

晕厥门

急救晕法

1　正文后有小字"附方"。

从权急救生化汤

从权急救加参生化汤

加参生化汤附大补回阳生
　化汤

参麦五味饮附参麦饮又名生
　脉汤又名生脉散 [1]

滋荣益气汤

血脱气脱神脱门血脱暴崩
　不止气脱短促似喘神脱
　妄言妄见及谵语郑声
　发狂

荆芷治崩汤

加参生化止崩汤

滋荣益气止崩汤

升举大补汤

《尊生》升举大补汤

《千金》伏龙肝汤

贞元饮

续气养荣汤

宁神生化汤

宁神定魄茯神汤

芎归泻心汤

《千金》远志汤

龙齿清魂散

恶露不止门

蒲索四物汤

升陷固血汤

保阴煎

清化饮

固阴煎

寿脾煎

大补元煎

薛氏加味四物汤

《良方》一味防风散 [2]

气喘门

金水六君煎

六安煎

恶露不下门

加减八珍汤

四味散

脱汗亡阳及诸汗门

麻黄根汤

---

1 正文小字为"去五味子名参
　麦饮又名生脉汤又名生
　脉散"。

---

2 正文后有小字"一名独
　圣散"。

黄芪建中汤附小建中汤内补
　　建中汤
止汗散
人参养营汤[1]

伤食门
生化消食汤
健脾消食汤
长生活命丹

忿怒气逆门
木香生化汤
健脾化食理气汤

头痛门
产后芎归汤即佛手散此方因
　　证加药治法[2]
参苏芎归汤

心痛即胃脘痛门
生化立效方

腹痛门
加味生化汤
当归建中汤
《金匮》当归生姜羊肉汤
金铃子散

五君子煎
胃关煎
四神丸附二神丸[3]
四神散

小腹痛并儿枕痛门
延胡生化汤
延胡索散
蜡矾丸
太乙膏

腰痛门
养荣壮肾汤
《局方》调经散
琥珀地黄丸

胁肋痛门
芎归泻肝汤
当归地黄汤
加减小柴胡汤
加减补中益气汤
泻白散附加味泻白散
归芍清肝饮

手足身痛门
起痛散
补中益肾汤

发热门

辛散生化汤附辛散汤

当归补血汤

大便燥秘门

养正通幽汤

润肠粥

济川煎

类疟及寒热往来门

滋荣益气扶正汤

加减养胃汤

参术膏

参归汤

三阴煎

补阴益气煎

类中风痉痓及语涩口噤不语筋挛瘛疭门

滋荣活络汤

天麻汤

加味生脉散

止汗生血饮

芎归枣仁汤

七珍散

舒筋汤

参附汤

怔忡惊悸并虚烦烦躁门

加减归脾汤

养心汤

安神丸

人参丸

人参当归汤

麻瞀门

地黄饮子

口干渴兼小便不通或短少门

生津止渴益水饮

生津益液汤

加味五苓散

泄泻及完谷不化并遗屎门

莲子生化汤

健脾利水生化汤

参苓术附汤

参苓生化汤

参苓莲子饮

加味生化汤

参苓大补生化汤

参香散

加味六君子汤

痢滞门

香苓生化汤

归芍连壳饮

五皮散

香连丸

伏龙肝汤丸

霍乱门

生化六和汤

温中散

附子散

加味理中汤

气逆呕吐不食门

加减生化汤

温胃丁香散

石莲散

香砂生化汤

加味香砂生化汤

安胃行血汤

加减六和汤

和中汤

补中和胃汤

益黄散

抵圣汤

呃逆门即吃忒又名咳逆

加味理中汤

羌附汤

腹胀满闷门

治胀方

养生化滞汤

加减六君子汤

浮肿门

补中利水汤

小调经散

调经汤

加味五皮汤

咳嗽门

加味生化汤

桔梗汤 [1]

加味甘桔汤

桑贝芎归清肺汤

异功散

二母汤

淋证门

知柏导赤散

益元散 [2]

参术汤

茅根汤

---

1 正文后有小字"即甘桔汤"。

2 正文后有小字"一名天水散
  一名六一散"。

加减茅根汤

《济阴》加味四物汤

小便数及遗尿不禁门

升阳调元汤

桑螵蛸散

人参螵蛸散

益心汤

还少丹

蓐劳骨蒸门

参归汤

白茯苓散

鳖甲汤

当归羊肉汤

清骨散

保正汤

加味大造丸

增损柴胡汤

《千金》当归芍药汤

乌骨鸡丸

吐衄及口鼻黑气起而衄并舌黑门

三味参苏饮

大小便血门

小蓟汤

乳少无乳乳汁自出门

行气下乳汤

玉露散

漏芦汤

猪蹄汤

又方

香砂四君子汤

通草猪蹄羹

涌泉散

加减一阴煎

独参汤

妒乳吹乳乳痈门

瓜蒌散

连翘金贝煎

橘叶散

清肝解郁汤

《尊生》治吹乳初起一

《尊生》治吹乳身热二

《尊生》治吹乳结肿三 [1]

人参败毒散 又名败毒散

神效瓜蒌散

消毒饮

定痛消毒饮

---

1 正文"乳"字后有"已"字。

槐艾洗法

瓜蒌贝母散[1]

乳岩门

益气养荣汤

乳悬门

方附本论中

前阴诸证

硫黄汤

敛宫方

硫黄散

熨阴洗阴法

当归汤

龙胆泻肝汤

收肠方

又收肠方

《千金》疗蚀方

椒汤治法

肉汁治法

金银散

杀虫硫黄散

胎产心法下卷目录毕

---

1 正文作"瓜蒌贝母饮"。

目录[1]

胎产心法卷之上　　　　　　　　　　*001*

脉法　　　　　　　　　　　　　　　*001*

脉诀歌　　　　　　　　　　　　　　*002*

金匮解方附本条　　　　　　　　　　*003*

逐月养胎并慎择医药论　　　　　　　*007*

受胎试验法附方　　　　　　　　　　*007*

试男女胎法　　　　　　　　　　　　*008*

三禁　　　　　　　　　　　　　　　*009*

教养宜忌论　　　　　　　　　　　　*009*

饮食七情禁忌论　　　　　　　　　　*011*

妊娠药忌歌　　　　　　　　　　　　*012*

种子补益受胎寿子论　　　　　　　　*013*

胎动安胎论　　　　　　　　　　　　*021*

恶阻论　　　　　　　　　　　　　　*029*

胞漏并小产论　　　　　　　　　　　*036*

诸痛论附：孕痛　　　　　　　　　　*043*

---

1 本目录依据正文整理而成。原书目录遵底本排于"自序"
之后。

目录

胎逆上逼胀满子悬论 056

诸血证论 059

子肿子气子满论子满证即俗呼胎水证也 062

子烦并五心烦热及烦躁口干论 066

子淋论 070

转胞淋闭论 072

遗尿论 073

子嗽论 074

喘急论 076

泄泻论 077

霍乱论 081

中恶中暑中湿中风论 083

子痫论又名风痉，一名子冒，亦名类中风。

附因破伤失血吐血衄血致类中风 085

痢论 088

疟论 096

伤寒温热时疫论 101

谵语论 108

伤风论 109

伤食论 110

脏躁悲伤论 111

大便燥论 112

子喑论 112

腹内儿哭钟鸣论   *113*

胎不长养过期不产并枯胎论   *114*

鬼胎论又名夜叉胎   *116*

肠覃似孕并蓄血似孕论   *118*

孕妇出痘论   *119*

妊娠麻疹论   *121*

胎产心法卷之中   *123*

脉诀歌   *123*

保产论   *124*

胎杀方位孕妇宜避   *130*

房中游神方位忌安床换帐   *131*

生子宜向方   *131*

安产藏衣宜向方   *131*

体元子借地法   *132*

临产须知十四则   *132*

难产有五因   *140*

催生论   *142*

子死腹中论   *153*

胞衣不下论   *161*

交骨不开论   *168*

胎产心法卷之下

脉诀论 *171*

产后大补须分虚不虚全实三证论 *172*

四物汤不宜产后论 *174*

生化汤论附方 *174*

调摄论 *176*

产后禁忌论 *177*

产后药误须知 *178*

三冲论 *179*

产后不宜汗下利小便论 *181*

新产三审论 *182*

血块痛论 *184*

晕厥论 *185*

血脱气脱神脱三证论 *190*

恶露不止论 *200*

气喘论 *205*

恶露不下论 *207*

脱汗亡阳及诸汗论 *208*

伤食论 *211*

忿怒气逆论 *213*

头痛论 *215*

心痛即胃脘痛论 *216*

腹痛论 *217*

小腹痛并儿枕论   *223*

腰痛论   *225*

胁肋痛论   *227*

手足身痛论   *229*

发热论   *231*

大便燥秘论   *234*

类疟及寒热往来论   *237*

类中风痉瘛及语涩口噤不语筋挛瘪疭等证论   *240*

怔忡惊悸并虚烦烦躁论   *246*

麻瞀论   *248*

口干渴兼小便不通或短少论   *249*

泄泻及完谷不化并遗屎论   *252*

痢滞论   *257*

霍乱论   *261*

气逆呕吐不食论   *262*

呃逆论即吃忒，又名咳逆   *267*

腹胀满闷论   *268*

浮肿论   *270*

咳嗽论   *273*

淋证论   *276*

小便数及遗尿不禁论   *279*

蓐劳骨蒸论   *281*

吐衄及口鼻黑气起而衄并舌黑论   *287*

大小便血论   *288*

目录

月水不通论　289

痫疟论　290

乳少无乳并乳汁自出论　290

妒乳吹乳乳痈论　294

乳岩论　300

乳悬论附方　301

前阴诸证论　302

方剂索引　307

胎产心法卷之上

上谷　阎纯玺

脉法

经曰：妇人手少阴动甚者，妊子也。又曰：阴搏阳别，谓之有子。又云：何以知怀子之且生也？曰：身有病而无邪脉也。又，尺中之脉，按之不绝者，妊娠也。滑伯仁曰：三部脉浮沉正等，无他病而不月者，妊也。

按妇人带证，足少阴脉亦多滑利，颇似孕脉，然必与手少阴脉动相应，方为妊子，否则为带也。凡妇人怀孕，其血留气聚，胞宫内实，故尺阴之脉必滑数，此必然之理也。然亦有中年受胎及血气羸弱之妇，脉见细小不数者，但于微弱之中，必有隐隐滑动之象，此即阴搏阳别之谓，乃妊娠之脉也。但胎孕之脉数，劳损之脉亦数，然损脉数中兼弦涩，胎孕数必兼和滑。此几微中，邪气、胃气之异，一诊便知。再加审之以证，则显然而明见者也。

凡业医者，不深究脉理，不细玩《内经》，往往误认为阴虚、劳损、经闭之证。若非妇人之夫明以告之，鲜有不误治反成半产漏下者矣。可不慎欤？

脉诀歌

肝为血兮肺为气，血为荣兮气为卫。

阴阳配偶不参差，两脏通和皆以类。

血衰气旺定无妊，血旺气衰应有嗣。

妇人经脉不见行，其脉微滑带数意。

身虽有病脉无邪，不涩不伏不弦劲。

寸微关滑尺数形，流动往来雀啄利。

两手关脉大相应，胎已有形无差异。

以上胎脉指下详，数月怀身经脉闭。

左疾为男右为女，带纵带横双生据。

左手脉逆生三男，右手脉顺生三女。

人恐左右脏气偏，不若阳男与阴女。

寸滑为阳尺滑阴，两寸滑实双男取。

两尺滑实二女阴，此定男女分明语。

右尺左寸滑见形，证别一男又一女。

又云左寸浮大男，右寸沉细称为女。

屡经诊验不差讹，说与医人为确据。

小儿日足胎成聚，身热脉乱无所苦。

汗出不食吐逆时，精神结备其中住。

滑疾按散三月胎，但疾不散五月母。

八九十月疾数无，亦有始终洪数妇。

胎脉弦牢滑利安，沉细而微归泉路。

若脉沉细腹微疼，虽有形如怀抱瓮。

满腹不动是为奇，独冷脐下翕翕动。

更兼早暮尺不同，大小浮沉无定论。

或动或止或有无，此是鬼胎脉现证。

连诊数日皆如此，补气活血何须问。

更有夜叉胎作名，急如风雨脉情形。

少停复来如初样，否则关中雀啄成。

又有指下脉弦劲，再加大小不调匀。

夜叉脉候应如此，切莫安胎成话柄。

编成胎证脉诀歌，熟读自能通捷径。

金匮解 方附本条

凡妇人脉无病，惟阴脉小弱，乃营气不足。若感邪而营气不足者，必恶寒发热。今无寒热，妨于食，是知妊娠矣。经水不行，至六十日，血聚气抟，始凝成胎。营气并于胎元，而胃气不足，津液少布，故其人渴，不能食，宜桂枝汤，和营益胃。如医以他病治之，反加吐下者，此为恶阻，当绝止医法，候其自安可耳。桂枝和营散邪，佐芍药敛阴，甘草缓之，引以姜枣，辛甘性温，行脾津液而和荣卫，则渴止。

凡妇人行经时遇冷，则余血留而为癥。然癥病，妇人恒有之，或不碍子宫，则仍行经而受孕。虽得血聚成胎，胎成三月而经始断。断未三月，而癥病复动，遂漏下不止。癥在下，迫其胎，故曰癥痼害。所以脐上升动不安，询为正胎无疑。若是鬼胎，即属阴气结聚，断无动于阳位之理。今动于脐上，是胎已六月。知前三月经水虽利，而胎已成；后三月经断，而血积成瘀，是以血下不止。桂心茯苓丸主之。药俱等分，为丸，食前服一丸。不知，加至三丸。用桂心、茯苓、丹皮、桃仁熬，以散其瘀，芍药以护其营，则血方止而胎得安。世本作桂枝茯苓丸，乃传写之误。详桂枝气味俱薄，仅堪走表，必取肉桂之心，方有去癥之功。安常所谓桂不伤胎，勿疑有碍于妊。观下条子脏开用附子汤，转胞用肾气丸，俱用桂、附，《内经》所谓有故无殒是也。

妊娠六七月，脉弦为虚寒。虚阳散外，而为发热。阴寒内逆，而作胎胀、腹痛、恶寒者，其内无阳。子脏不能司闭藏之令，故阴中觉寒气习习，少腹如扇也。用附子汤以温其脏，则胎自安。仲景用附子安胎，非神而明之，莫敢轻试也。方缺，可以意拟，必姜、桂之属。

行经与结胎，皆属冲任。冲任虽持乎阴阳交合，为肝肾之用事，然长养成胎，又资坤土。盖阴阳抱负则不泄，坤土堤防则不漏。若宿有瘀浊客于冲任，则阴自结，不得与阳交合，故有时漏下、半产、下血不绝也。凡妊娠胎气，阳精内成，阴血外养。今阴血自结，与胎阻隔，不得相和，独阴在内，作腹中痛、下血，皆阴阳失于抱负，坤土失于堤防，胶艾汤主之。其方，芎二两，归三两，宣通阳血；芍四两，干地黄四两，宣通阴血；阿胶二两，血肉之质，同类以养之，安胎补血，塞其漏泄；甘草二两，缓中解急，和阴阳，通血脉；艾叶二两，专理湿郁带漏之病。此方药气内入，开利阴血之结而通于阳，调经止漏、安胎养血之妙用也。然加减又必从宜，若脉迟缓，阴胜于阳，则加干姜，或见数大，阳胜于阴，则加黄芩，可不言而喻。

妊妇有因脾土为木邪所克，谷气不举，湿淫下流以滞阴血，而腹中疞痛，当归芍药散主之。此与胎阻痛者不同，故君以芍药一斤，泻肝利滞；佐以芎、归各三两，补血止痛；茯苓四两，泽泻半斤，渗湿降于小便；白术四两，益脾燥湿。要知内外六淫，皆能伤胎成痛，不独湿也。

妊妇先因脾胃虚弱，津液留停，蓄为痰饮。至妊二月之后，浊阴上冲，中焦不胜其逆，痰饮遂涌，中寒乃起，呕吐不止，干姜人参半夏丸主之。此即世俗所谓恶阻病也。故用干姜一两，止寒；人参一两，补虚；制半夏二两，以治痰散逆。即以生姜汁和丸，饮服十丸，日三服。

妊妇小便难者，膀胱热郁，气结成燥。病非中焦而在下焦，所以饮食如故。归母苦参丸主之。每味药各四两，丸如小豆，饮服三丸，加至十丸。此方，当归和血润燥，贝母清肺开郁，苦参长于治热，利窍逐水，佐贝母并入膀胱，以除热结，结通则水行矣。

妊妇小便不利，病在膀胱。膀胱者，内为胞室，主藏津液，气化出溺；外利经脉，上行至头，为诸阳之表。今膀胱气不化水，溺不得出，外不利经脉，所以身重，洒淅恶寒，起即头眩。但利小便，则水去而经气行，表病自愈，用葵子茯苓散主之。葵子一斤，直入膀胱，以利癃闭；佐茯苓三两，以渗水道。小便利，则诸病愈。

凡妊娠之妇，精留血裹，尺搏而形于脉，动搏则生变化。若静而不动，则不生不化。是以妊血不可以静，静则凝泣，泣则不生不化而亏少，亏少则虚，皆不能与化胎之火相合。要知胎孕生化，必脉动搏。故调之者，先和阴阳，利其气血，常服养胎之药，非惟安胎易产，且免产后诸病。宜常服当归散，酒饮服。用芎、归、芍药各一斤，安胎补血；白术半斤，去腰脐间之陈瘀，而补胃养胎，其胎外之血，因寒湿滞者，皆解之；黄芩一斤，化壮火而反于少火以生气。故为常服之剂。然当以脉证迟数虚实加减，有病则服，否则不必也。药味偏而不正，不比米谷，岂宜无病久服？经曰：味之所入，各归所喜攻，气增而久，夭之由也。

凡妊娠血聚而后成胎，少遇邪，则所聚之血将宿而不运，反类瘀恶。必生新开陈，然后胎可养也。养胎不惟在血，而胎系于肾，养之又在于胃，所以补肾调胃。补肾以固其精，调胃以和其中。白术散主之。但白术散方药四味，本草皆云能去恶血，而养胎用之，何也？盖白术三分能调胃；蜀椒三分出汗，一本秦椒开痹，痹开则阳精至；牡蛎四分治崩，崩止则阴精固；川芎三分下入血海，运动胎血，破旧生新。

如或阴血不利，肝木为害，在内抑屈而痛者，泻以芍药之酸寒，以通其阴。设直冲过而痛者，散以芎劳之辛温，以通其阳。或挟瘀恶之气，上逆于胃，而胃中吐烦不能食者，用细辛温中、去痰、下气；半夏治心下急痛，和胃进食，止吐逆。若呕而不止者，由肝木妄动，用小麦饮，养其本气以安之，且又平胃、下气、止烦，一举两得。大麦主消渴、益气、调中，故中气不足而渴者用之。

逐月养胎并慎择医药论

凡妇人有孕，则手足十二经脉气血周流，俱供养胎元，岂有逐月某经养某胎之理？故不具载。如孕妇有疾，必择专门明医，平日相信而无错误者，方可用之。若未试之医，有毒之药，切勿轻用，以贻后悔。更不可轻用针灸，以致堕胎。

受胎试验法 附方

妇人经水不行，过二三月，疑是两身，却疑血滞，心烦、寒热、恍惚，以佛手散、艾叶汤调验之。用全当归七分，生川芎一钱，共为末，浓煎艾叶汤，空心调下，或好酒调服亦可。待三两时辰，觉脐腹间微动者，即孕也；否则是经滞。动罢即愈，安稳无虞。如不是胎，即不动，所滞恶物自行，经滞之病亦愈。

一方，验经脉不行，已经三月者，用生川芎为细末，浓煎艾汤，空心调下二钱，觉腹内微动，则有胎也；否则经滞。

查古方，有探胎散，用皂角去皮、炙草各一钱，黄连少许，共末，酒调服。有孕则吐，无孕则不吐。但皂角探胎，未有不吐，恐胃弱之妇，即无胎亦不免于吐耳。姑录此方，用者慎之。

此皆试之以药也。若尺脉搏手，与寸脉滑动者为孕脉，此试之以脉也。凡妇人受孕，四十日外，必患恶阻，有不患者，在疑似之间，方用此试法。

试男女胎法

凡怀男孕，动在三月，阳性早也。妇脐必突，按之颇实，两乳甚黑。男面背母而怀，背脊抵腹，其形圆如釜，母腹故硬。女孕动在五月，阴性迟也。妇脐软，乳头虽黑不甚。女面母腹而怀，足膝抵腹，下大上小，其形如箕。

又法，令孕妇抱未生齿儿女，是男孕，则所抱女儿泻青粪。若男孕抱男儿，女孕抱女儿，则无恙。

又法，令孕妇前行，人忽从背后呼之，左回首者是男，右回首者是女。

又法，孕妇登厕时，夫从后呼之，男左回首，女右回首。盖男受胎在左则左重，女胎在右则右重，故回首慎护重处而然也。

推之于脉，其义亦然。胎在左，则血气护胎而盛于左，故脉亦从之，而左脉现滑大疾数等形，为男脉矣。胎在右，当亦如之。再推之经曰：阴搏阳别，谓之有子。盖受胎处于脐腹之下，则血气护胎而盛于下，故阴之尺脉，鼓搏有力，而与阳之寸脉殊别也。又如痛疖发上，则血气从上而寸脉盛；发下，则气血从下而尺脉盛；发左，则气血从左而左脉盛；发右，则血气从右而右脉盛也。丹溪以左大顺男，右大顺女，为医人左右手，岂非智者之一失欤？但丹溪治产精微，恐无此失，大约以此诊男女之病而分顺逆，原非诊别男女也。

三禁

妇人年幼，天癸未行，属少阴；天癸既行，属厥阴；天癸既绝，属太阴。治胎产之病从厥阴始，是祖气生化之原也。治法无犯胃气者，是后天生化之原也。所谓三禁，不可汗，不可下，不可利小便，恐亡其津液而伤其生气也。大抵产病天行，从增损柴胡；杂证，从增损四物。宜详脉证而用之。

教养宜忌论

教养宜忌之道，世人不特未谙，即有知者，亦鲜能遵而行之，难免半产、产难之虞，胎毒夭殇之患，良可慨矣！今择其紧要者言之。

妇人妊娠三月而形像始化，未有定仪，因感而变。口谈正言，身行正事，生子端正庄严。欲生男者，听古文史鉴，执弓矢。欲生女者，观鸾凤牡丹，施环佩。欲子美好，佩白玉。欲子贤能，看诗书。欲转女为男之法，有以绛纱囊佩雄黄于左者，或潜以夫发及手足甲置席下者，或潜以雄鸡尾尖长毛三茎置席下者，无令本妇知。皆外象内感，屡试屡验者也。

古者妇人有孕，即居侧室，令老妪伴宿，不与夫接，勿乱服药，勿过饮酒，勿信师巫，勿食邪味，勿听淫词野传，勿去登高涉险，勿妄针灸，勿举重物，立不跸，坐不边，口不可出恶言，手不可行鞭朴，勿看日月薄蚀，勿见鬼神怪戏，毋哭泣，毋嗔怒，毋惊恐，毋沐浴。时当炎夏，虽难免于澡洗，然须避其热汤。若遇严冬，纵然寝被清寒，切勿迫以炉炭。若心有大惊，犯之难产，子必癫痫。如或劳力过伤，肾气不足，生子解颅。自家及邻家修造动土，须宜远避，若有冲犯，令子破形殒命。刀犯者，形必伤；泥犯者，窍必塞；打击者，色青黯；系缚者，相拘挛。坐不实其前阴，卧不久偏一侧。若耽坐嗜卧，气血则为凝滞。常见富贵之家，厚养安逸，血滞气凝，交骨坚闭，必难生育。虽曰勿劳，时须小役，四体气血流行，胎息易于运动。即如贫贱之妇，因时常行走动作，疏通筋骨，开豁骨眼，所以易产。其最甚者，不遵禁忌，纵情交接，以扰子宫，有触动胎元一月而堕者，有三五月而小产、半产者，有胎肥硕而难产者，有败精凝裹而碍产者，有生子多疾、痘疮稠密者，皆由纵欲之故。其三五月之胎堕，人所共知，而一月之小产，人所不觉，可不慎欤？

至孕妇腰腹渐粗，饮食不宜过饱，茶汤更须节省。大热大凉，总非所宜。有毒之物，切宜禁食。即椒、姜常用之品，亦须少尝。其豕肉醇酒湿面之类，纵不能屏绝不食，亦不可恣啖，归精于胎，过于蕃长，致母临蓐难产。而子在胞中，禀质肥脆，褓褓必多羸困。妇人孕怀甫交三月，即当满裹其腹，胎气渐长，仅可微松其束，切勿因其气急满闷而顿放之，致胎肥难产。俱当谨遵禁戒，随时调护，可免诸患。此乃宗祧所重，人命所关，安可视为儿戏耶！

饮食七情禁忌论

子在腹中，资母之气血而生。孕妇饮食，皆生子之气血者也。故凡厌忌之物，所当屏戒。苟恣性偏嗜，不但能触动胎气，且临蓐艰难，能令子残母损。慎之！戒之！

食羊肉，子多白睛，且多病。

豆酱、雀肉同食，子生点黯黑子。

食羊肝，子多厄。

食鳖肉，子项短，且能损胎。

食犬肉，子无声音。

食鲤鲙鱼，及同鸡子食，子害疳。

食螃蟹，子横生。

食野禽肉，子无耻，且多淫。

鸡蛋同桑椹食，倒生。

食姜、椒，子气促，且痘毒盛。

食田鸡、鳝鱼，子喑哑。

多食姜，子生岐指，并主多疮。

食驴、马肉，过月难产。

多饮烧酒，子秃头，成瞽。

食兔肉，子缺唇。

鸡肉、糯米同食，子生寸白虫。

多食盐，子解颅。

食冰水，并冷物过多，胞衣迟下。

食慈菇，消胎气。

豆酱同藿香食之，堕胎。

食一切无鳞鱼，难产。

食诸般菌，生子惊风而夭。

食雀脑，令子雀目。

多食酸伤肝，多食苦伤心，多食甘伤脾，多食辛伤肺，多食咸伤肾。

过喜，则伤心而气散。过怒，则伤肝而气上。过思，则伤脾而气郁。过忧，则伤肺而气结。过恐，则伤肾而气下。

妊娠药忌歌

蚖斑水蛭地胆虫，乌头附子及天雄。

蹲躅野葛螻蛄类，乌喙侧子与虻虫。

牛黄水银同巴豆，大戟蛇蜕及蜈蚣。

牛膝藜芦和薏苡，金银锡粉黄雌雄。

牙硝芒硝牡丹桂，蜥蜴飞生与䗪虫。

代赭蚱蝉胡粉麝，芫花薇衔草三棱。

槐子牵牛并皂角，蛴螬桃核共茅根。

干姜硇砂与干漆，蔄草伤胎一样同。

瞿麦蘹茹蟹甲爪，猬皮赤箭赤豆红。

马刀石蟹衣鱼辈，半夏南星通草同。

凡遇胎前除各味，又能活泼号良工。

种子补益受胎寿子论

凡妊妇冲任经虚，血气羸弱，此本来禀赋不足，若一受孕，气血分而荫胎，则虚证自然百出，或孕成随堕，或胎不长养，必资药力以助母、安胎、寿子。是以虚人屡产生子无气，及育而不寿者，皆父母元气不足故也。

若少男得壮盛之妇为之配，又能爱精如持宝，计落红始尽，妇人双岁单月，或单岁双月，必经尽后一、三、五、七单日，合阳气日时而施受焉，则一举成男矣。即妇人双月双岁、单月单岁，若经期逢单日而来，必逢单日而止，仍以一、三、五、七日交合，亦成男孕。所以往往依俗计算而不准者，此之谓也。此乃阴阳至理。

如精养俱足，所禀既厚，体满骨坚，何病之有？何用药为？自然生子神足无病而有寿。

若壮阳弱阴成孕，则母无余血以荫胎，必借药力滋补，生血培养，方能生子精神体壮。

如弱男衰翁，得壮盛妇女，必须异床寡欲，加以药味填补精血，等候经期尽而阳施阴受，方能成孕，生子神健易长。

若不远帷幕，相火易动，则阳一举，即未交合，而灵精数点，随痿而出，虽候经期，又何益哉！

倘遇强阴氤氲之候，即或感而成胎，亦必易堕。苟全足月，所生之子，骨少肉多，五迟、五软，势所必然，又安望其长年耶？经云：阴平阳秘，精神乃治。又曰：因而和之，是谓圣度。焉得而不借补益之药力以回天乎？医可通神，切勿漫视而忽之。

种子丹

治男子阳事不举，不能坚久，精薄无子。并治妇人下元虚弱，不能受孕。服此丹自能受孕，又能安胎。

生地酒洗，择顶大枝头　熟地择顶大枝头者，用无灰酒九蒸九晒　天冬去心　麦冬去心。各三两　黄柏十二两，匀分作四分，酒浸一分，人乳浸一分，童便浸一分，盐水浸一分，各浸一宿，俱炒褐色　鹿茸一对，重五六两者

以上药味，俱忌铁器，为末，炼蜜丸，桐子大。空心，盐汤或酒送服，八十丸。

鹿茸须择形如茄子，色如玛瑙者，看紫润圆短者为上，破之如朽木者良。毛瘦枯皱，尖长生岐者为下。太嫩者，血气未足，无力。酥涂灼去毛，微炙用。不涂酥，则伤茸。但不可炙焦，有伤气血之性。亦有用酒炙者，炙后去顶骨，用茸。鹿茸不可嗅，嗅之有虫恐入鼻

颡。鹿茸、麋茸，罕能辨别。大抵其质粗壮，脑骨坚厚，毛苍鬣而杂白毛者，为麋茸。其形差瘦，脑骨差薄，毛黄泽而无白者，为鹿茸。鹿茸补督脉之正阳，麋茸补督脉阴中之阳，不可不辨。

种子奇方

此药，艰于子者，服至百日后，择妇人单岁双月，双岁单月，及经后阳日时，与妇人交，即能受孕，兼胎固子寿。且久服须发不白，颜色如童。

当归分作四分，以童便、乳汁、酒、醋各浸一分，浸一宿，各晒干用　鱼胶各一斤　生地如当归治法　枸杞　沙苑蒺藜　茯苓各八两　人参四两

右末，炼蜜为丸，桐子大。每服八九十丸，空心，煮酒吞之。

坎离丸

乌须黑发，壮筋骨，大有补益。精壮，则妇人感而受孕，其子必寿。

黑豆不拘多少，用桑椹汁浸透，蒸熟。再浸，再蒸。共五遍

右为末，另用红枣，量足配豆末成丸之数。蒸熟，去皮核，捣如泥，和黑豆末为丸，或印成饼。随便食。

延嗣酒

大有补益。早晚男妇各随量，饮三五杯，妇人经不对者自正，经正者即受胎矣。

生地酒洗　熟地九蒸九晒　天冬去心　麦冬去心，各四两　仙灵脾八两，饭上蒸　当归二两，酒洗　枸杞一两，酒浸

俱切碎，绢袋盛入大坛酒内，重汤煮，自卯至酉为度，埋土内七日，取起用。

补益大豆方

此方秘传。固精补肾，健脾降火，乌须黑发延年。服之既久，与妇人交感有孕，其胎自固而子多寿。

大黑豆三升　何首乌四两，选大而赤者　茯苓三两　青盐八钱　甘草一两

锉为片。先晚，以瓷钵一个，盛豆，入水八碗，用绢包药置内，次日以砂锅内煮，候水干为度，去药不用，取豆略晒，用瓷瓶收贮。每早晚，白滚汤不时服。

山精寿子丸

此丸能延己寿，而生子又寿。无论有病者宜服，即无病服之犹妙。凡壮年之男种玉无成，幼岁之妇从不受孕，或受胎而中怀堕落，或得正产而又生女匪男，或生而不育，或育而夭殇，即苟延性命，难免多疾病者，此皆由正阳不足之故，均宜服此丸。

山药二两五钱，用心结实者，有蛀者勿用。脾虚易泄泻者，可加多用　黄精五两二钱，取真者，另杵膏待用。若九蒸九晒，干杵末用更好　黑枣七两五钱，择肥大者，去皮核及腐烂者，另杵膏待用　怀牛膝一两五钱，去芦，净，酒拌蒸。或衬何首乌蒸，晒干用。或竟以牛膝易石斛亦可，然须加倍用。

石斛生六安山中，形如蚱蜢髀，味甘体粘方正。如孕妇忌用牛膝，竟以石斛三两代之　大何首乌二两五钱，或三两亦可。用黑豆汤浸软，木棒打碎，置瓦器中，底注黑豆汤，务以豆汤拌湿，蒸一炷线香时，候冷取晒。俟水干，又拌蒸，如是九次。夏月一日三四回蒸晒可也。晒极干，称准　川杜仲二两，炒，碾取净末，称准　川续断二两，酒润，剥净肉，锉，晒干　大熟地四两，煮熟者气味皆失不堪用，必须九蒸九晒为妙。阴虚之人可用六两　草覆盆子三两五钱，俗名拍盘果，又名麦泡果，蔓生，藤叶有刺，叶面青背白，有齿尖，开紫花，结子聚成覆盆样，子端有芒，先绿后黄，老熟时红紫，味甘酸，可生食，四五月熟。取七八分熟者，去蒂，以酒拌，焙干，研末用。阳痿者多用。有一种木覆盆，乃树上结者，只解酒毒，不补阳，勿用。有一种蓬蘽，名稻黄莓，其茎粗高，结子大，八九月熟，色紫黑，感秋阴所成者，亦补阴虚，阳虚不可用也。有一种蛇莓，系蔓生草藤，叶无刺，有白毛，结子红，三四月熟，味淡，除解胃热外，余不堪用　沙苑蒺藜二两五钱，其形如猪腰子，半截米大，嗅味似绿豆，炒用。肝虚滑精者多用　川巴戟天二两，酒浸，去骨，蒸熟，晒干用。相火不足者，多加用　肉苁蓉二两，酒洗，去泥甲，但不可过洗尽滑腻，恐伤去肉，隔纸烘干，再称准分两　远志二两，甘草汤浸，去骨，仍以甘草汤拌，炒干用，取净肉，称准　菟丝子四两，择色黑而大者，去净，以布袋盛之，洗至水清，以瓦器蒸开肚皮，杵烂做饼，晒干称用　白茯苓二两，选结[1]白者。出六英山中或

---

1 结：疑"洁"字刻误。

云南者佳。各处市买咀片，多有连膜者，非为末水漂，其膜不能去。然过水，力已减矣。或用云南整块茯苓，自去膜用，不令见水，盖不切为片，则膜易去　山萸肉二两，去核，取净肉，称准，酒蒸，杵烂，晒干。精滑者多用，经行多，或淋沥不断者多用。肝气抑结者少用　辽五味子二两，肝气抑结，肺有热者少用　甘州枸杞五两，去梗蒂净

右药共十八味，除精、枣二膏，余皆共为细末，徐徐上于精枣膏内，杵和极匀，加炼蜜为丸，小豆大。每早空心，百沸淡盐汤顺下三四钱，久服愈好。

高益谦曰：补阳而专事参、附、芪、硫辈，骤补其火，不惟壮火食气，难免阳长阴消，阴不敌阳，而能寿能子又难。此方药性不寒不热，类多平和，补阳不致阴消，久服长年无疾。效过多人，笔难罄书。

补阳益气煎

此方益气强阳，服至十剂，顿然改观矣。再用后丸药三料，可补气填精也。

人参　枸杞酒洗　白术麸炒黄。各一钱五分　熟地五钱，可加至八钱，九蒸九晒　巴戟天一钱，可加至一钱五分，酒洗去骨　肉苁蓉酒洗，去筋膜鳞甲　茯神　杜仲盐水炒断丝。各一钱　远志肉七分，甘草水制　肉桂五分　山萸肉二钱，酒洗　龙眼肉四枚

用水一碗半，煎至八分，渣在煎服。弱衰之甚，多服十剂，精浓气足。

补阳益气丸

此丸大能填精益气，虽老年亦能举子，兼别有妙益。

人参　肉苁蓉酒洗，去鳞甲泥　白茯苓　白芍药酒洗　巴戟天　当归身酒洗　麦冬去心。各三两　大熟地八两　山萸肉蒸，去核　白术土炒　怀山药炒。各四两　川附子一个，重一两二三钱，童便制，去皮脐　鹿茸一付，乳酥炙　紫河车一具，首胎者佳，火焙干，捣粉入药　肉桂　远志肉制　柏子仁炒，研去油　杜仲盐水炒断丝　补骨脂盐水炒　五味子　枣仁炒，去壳　炙草各一两　砂仁五钱，去壳炒

共为细末，炼蜜为丸，如桐子大。每日空心服五钱，淡盐汤送下。

济阴寿子饮

此方大益胎元而分娩易，生子易育，疮痘稀。妇人孕成后，每月十五服。弱甚者，一日一服，抑有余而补不足。加减附于方后，用者择之。

人参一钱，弱者倍之　当归身土炒　熟地择顶大枝头，无灰酒拌，九蒸九晒　白术土炒。各二钱　川芎八分　紫苏　陈皮　炙草各四分

大枣一枚，水煎，不拘时，食远温服，渣再煎服。

如虚肥人，陈皮去白，加蜜炙黄芪五分。

泄泻，加去心莲子十枚、带皮砂仁三分，减地黄。

多怒，加木香二分，磨，冲药服。

口燥，加去心麦冬一钱。

怔忡，加炒枣仁一钱、益智仁一钱、龙眼肉十枚。

济阴大造丸

妇人孕成后，服济阴寿子饮，兼服此，助胎犹妙。并治产后日久肾虚腰痛。

人参　熟地各一两五钱　当归身二两五钱，酒洗　麦冬去心　天冬去心　山药炒，各一两　五味子五钱　黄柏八钱

右各为末。加头胎壮盛紫河车一具，水洗，挑去经络污血，净，酒蒸捣烂，入诸药末。炼蜜为丸，如桐子大。每服三钱，白水、桂圆汤任下，早晚俱可服。

如脾胃患泻，去黄柏，减地黄，加土炒白术一两。

河车大造育麟丸

治妇人血气不足，苦于小产，或生而难育，或产下草迷而死。皆气血虚而胎不旺也，宜服此丸甚妙。

熟地四两，九蒸九晒　紫河车一具，头胎肥大者，洗净蒸烂　山药炒　白术土炒。各一两五钱　茯神　茯苓　人参　枣仁去壳，炒研　麦冬去心　阿胶蛤粉炒成珠　续断肉酒蒸　杜仲盐水炒断丝　沙参　黄芪蜜炙　神曲炒　建莲肉炒　条芩酒炒　白芍药酒炒　丹皮各一两　当归身一两五钱，酒洗　五味三钱，炒研

如血不热，去条芩、丹皮，加肉桂三五钱亦可。蜜丸，梧子大。早晚秋石、桂圆汤任下，每服二三钱。

胎动安胎论

妊娠胎动，有伤仆忤触动而不安者，人皆见证施治，故无差谬。若内伤而动，所因不同，治法亦异，人多错误。虽然，要不外乎虚实寒热四端，人能察其病之所由而调剂焉，自无不安者。所以安胎之方，不可执一。若泥定某经月数，按月用药，犹胶柱鼓瑟，执滞而不通矣。考安胎之药，方书多用清凉，然间有宜用温补者，不可不知。

如虚而不安者，或冲任不足，受胎不实，或脾胃气虚不能提固，又或由色欲劳倦，饮食七情所伤，务须分别在气在血，虚热虚寒，或假寒假热，察其所由，随其疾苦而调之，虚者补之，治无不效，仍加戒慎可也。

如实而不安者，或由食滞、气滞，或由于郁怒伤肝，郁结伤脾，触动血脉不安，须察其由而开之导之可也。

如寒而不安者，或吐酸呕恶，喜热畏寒，下寒泄泻，或惯于小产，虚寒滑脱，屡用清补安胎而不效，脉必现沉微细弱，此属阳虚寒证，宜用温中安胎可也。余内人屡患小产，即远房帏，慎起居，择专门女科调治，总皆罔效。余虽稍通医理，奈因王事鞅掌，焉能如业医者之临证多而机神熟耶？爰专任于医，乃屡安而屡堕，前后凡五次。比观其方，不过清热养胎，补气血、涩滑脱而已。迨后复有孕，余自诊视，其脉微弱，及时大补，至七十日，如期而仍下血，腰酸而腹不痛。此正合产书云：胎动胎漏，皆能下血，胎动腹痛，胎漏腹不痛。胎动宜调气，胎漏宜清热。然前已用清热罔效，余因而思及小产既多，阴血虚寒而滑脱，阳气虚寒而不固。爰用温中之法，以姜炭、桂炭加于参、术、归、芪、地、续、胶、艾之中，又取红见黑止之义，不数剂而血止胎安矣。因悟及古人之治恶阻，必用二陈、六君、生姜、半夏之属而愈，则知胎亦有用温中而安者，概可征矣。

若夫胎热而不安者，或烦热渴燥，或漏血溺血，或信用暖补之药，反受其害，动而不安，须用清热养血可也。此虚实寒热之各异如此。

但有因母病而胎动者，治其母病，而胎自安。有因胎动而及母病者，当安其胎，则母病自愈矣。凡胎动而轻，转动不安，或微见血，察其不甚者，速用安胎饮安之。若腹痛腰酸下坠，势若难留者，用佛手散。胎未损，服之可安；已损，服之可下。下后，随证调补之。医者当细心详审，圆机活法以施治，庶得保全八九。若漫执一偏之见，虚其虚而实其实，岂非欲留而反驱之，其能无惭于衾影耶？

考之《保产》内有云：妊娠受胎两三个月，胎动不安，盖由子宫久虚，血海虚羸，多令胎堕，其危同于风烛，非正产可比。若妊娠曾受此苦，可急用杜仲丸预服以保胎元。余常遵丹溪先生定安胎饮诸方，治孕妇虚弱，胎气不安，饮食不美，常多小产，或腹痛、腰酸疼痛等证甚效。又曾用黑白安胎散一方，以救贫乏之人，每治胎动奇验。今再择备用诸方，加减用法于后，便于随证去取耳。

丹溪安胎饮

治孕成后，胎气不安，腰腹作痛，饮食不美，孕至五六月后，并宜服之。

人参一钱　白术土炒　当归酒洗　熟地各二钱　川芎条芩各八分　砂仁三分，带壳　陈皮　紫苏　炙草各四分

引加姜一片、枣二枚，水煎服。

一方，无砂仁，有炒白芍。

加味安胎饮

治孕妇元气不足，或胎动不安，或身热食减，并皆治之。

人参　当归身酒洗　熟地各二钱　麦冬一钱，去心。如烦渴加用　条芩八分　白术一钱五分，土炒　陈皮　紫苏炙草各四分

不用引，水煎服。

加减安胎饮

治孕妇腹中作痛，小腹重坠，血虚气陷之证。

人参一钱五分　熟地　白术土炒　当归身酒洗。各二钱　川芎八分　紫苏　陈皮　炙草各四分

姜一片，水煎服。

寒加吴茱萸一钱，砂仁、干姜各五分。

安胎万全饮

如脾胃气弱，不能管束其胎，血弱不能滋养其胎，不以日月多少而常堕者，此汤主之。更兼服杜仲丸、胡连丸佳。

人参　白术土炒　当归身酒洗　生地　条芩微炒　陈皮　白芍药酒炒。各一钱　砂仁带壳捶碎　炙草各五分

姜三片，枣二枚，水煎服。

杜仲丸 附：千金保孕丸

治胎动不安，腰酸疼痛，须防堕胎，宜服此丸。与胡连丸同日服更妙，早空心服杜仲丸，晚食前服胡连丸。

杜仲姜汁炒，去丝　川续断肉酒洗。各二钱

共为末，煮枣肉杵和为丸，梧子大。每服三十丸，米饮下。

保孕丸内，杜仲再加二两，用糯米炒去丝，以山药糊丸，治妊妇腰背痛，苦于小产。

胡连丸

安胎圣药，与杜仲丸同日服。

条芩四两，沉水者　白术土炒　莲肉去心。各二两　砂仁微炒　炙草各一两

共为末，山药五两，作糊为丸，如绿豆大，米饮下五十丸。

黑白安胎散

治胎动不安。

白术土炒　怀熟地黄九蒸九晒。各一两

水煎服。

此方妙在用白术以利腰脐，熟地以固根本。药品少而用专，所以取效神也。白术用五钱亦可。

加味四物汤

治因房事过度，触动胎气不安者。

归身酒洗　熟地　阿胶蛤粉炒珠。各一钱　砂仁炒炙草各五分　竹茹一团

水煎，调男子裤裆灰一钱服。更禁房事。

四物汤

治七情触动胎气不安者，以四物为主，按证加入各药。

生地酒浸　归身酒洗　白芍药酒炒。各一钱　川芎八分

此四物汤本方。姜、枣引，水煎，食前温服。

如因怒伤肝者，加炒黄芩一钱五分，人参、柴胡、甘草各一钱。

因忧悲伤肺者，加炒黄芩、炒阿胶、苏叶各一钱，五味子十三粒，炙草五分。

因恐伤肾者，加制续断、炒黄柏、炒杜仲各一钱，五味子十五粒，改生地为熟地。

因思虑积久不解伤脾者，加土炒白术一钱五分，人参、陈皮、制香附各一钱，炙草五分。

因喜乐太过伤心者，加条芩、黄连、土炒白术、去心麦冬各一钱，炙草五分。

因跌仆触动者，**安胎饮**主之。归身、炒白芍各一钱，土炒白术、黄芩、苏叶各一钱五分，炙草、砂仁各五分。

芩术安胎饮

妊娠安胎主方，加减法开后。

白术米泔水浸一宿，去芦，切片，晒干，黄土炒香。如脾脉虚弱细软缓大无力，外证饮食少进，恶心、呕吐、泄泻等证，用一钱五分或二钱。若气体强壮，或气郁壅滞，胸腹膨闷胀满作痛，或素有奔豚积聚上攻者，忌用　条芩如脉洪盛有力，素多内热，用一钱五分或二钱。如气体虚寒，脾肺脉弱，呕哕、泄泻者，忌用　当归身酒洗，一钱五分或二钱。如嗽，有痰喘、呕哕、泄泻者，忌用。如止有泄泻而无别证，以黄土炒用　带壳砂仁微炒，五分或七分。内热者，三四分　生知母一钱。素多内热者，或用一钱五分，或二钱。如气体虚寒，呕哕、泄泻者，忌用　炙甘草三分或四分

以上各称准，水煎，食远服。

如脉弱虚细，或缓大无力，饮食减少，口不知味，溏薄泄泻者，加人参一钱或一钱五分，炒白术一钱或一钱五分或二钱，白茯苓一钱，广皮七八分，炒条芩一钱，去知母。

如血虚内热，肝肾脉洪数无力，腰疼，腿膝酸软无力者，加熟地三五钱或七八钱，生地二三钱，酒洗芍药一钱或一钱五分，炒杜仲、酒洗当归一钱或一钱五分，炒续断一钱。

如肝肾脉虚细濡弱，腰疼，腿膝麻木冷痛，加熟地三五钱或七八钱，川芎八分，制续断肉一钱，盐水炒杜仲一钱五分，酒洗归身一钱五分或二钱，去知母。

如胸腹胀闷，加麸炒枳壳七分，制大腹皮八分，醋制香附米七分。

如素多郁怒，加苏梗八分或一钱，醋制香附米八分或一钱，小柴胡七八分，酒洗抚芎七分。

如呕哕，加藿香八分或一钱，竹茹六七分，制透半夏八分，陈皮八分，带壳砂仁四五分，煨姜三片，去知母。胃寒呕哕，去条芩、知母、竹茹，加制去黄水吴茱萸三分。

如虚烦，加去心麦冬一钱，竹茹七分。

咳嗽，加去心麦冬一钱，蜜炙桑白皮八分或一钱，去皮尖杏仁八分，前胡一钱，麸炒枳壳八分。

如小便淋沥不通，加车前子一钱，赤苓一钱，木通七分。甚者，加滑石一钱五分或二钱。

如胎动下血，倍加生知母，纹银一小锭，忌铁器。

紫苏饮

治妊娠临月浮肿、喘胀，并子悬证、胎不安、上疠作痛，或临产气结不下等证。

当归酒洗　紫苏　川芎　芍药酒炒　陈皮　大腹皮黑豆水煮，制净。各一钱　人参　炙草各五分

引加生姜三五片，葱白七寸，水煎服。

一方，有香附，无人参。

若肝脾气血虚而有火不安，宜兼逍遥散。

若脾气虚弱不安，宜用四君、芎、归。

感冒风寒，去腹皮，加香豉。

胎动不安，加炒黄芩、土炒白术。

胎不运动，加木香、砂仁。

肥盛气滞，加制半夏、制厚朴。

虚赢少气，加土炒白术，倍人参。

保胎神效丸方

白茯苓二两　条芩拣实心细条，酒拌炒　白术米泔浸一宿，去皮切片，晒干，同黄土炒　香附米童便浸二日，炒熟延胡索陈米醋拌炒　红花隔纸烘燥　益母草净叶。各一两没药三钱，用新瓦上隔火焙去油

右各制度为末，蜜丸，桐子大，每日空心，白汤服七丸。

前药不可因其丸小加至七丸之外。

凡孕妇胎不安者，一日可服四五次，安则照常。

如遇腹痛腰酸，或作胀坠，宜即服之。

如受胎三五月常堕者，须先一月制服，能保足月。甚至见红将堕者，急服此丸，亦能保留。谨戒恼怒、劳力，忌食煎炒、椒辣、发气、闭气、糟味、冷水、冷

物，切忌房劳。每药一料，可保数胎。

佛手散见本卷诸痛门。

恶阻论

恶阻者，谓有胎气，恶心阻其饮食也。妊娠禀受怯弱，中脘宿有痰饮，便有阻病。

其证颜色如故，脉息平和，但觉多卧少起，肢体沉重，头目昏眩，恶闻食气，喜啖酸咸，或嗜一物，或大吐，或时吐痰与清水。甚者或作寒热，心中愦闷，呕吐痰水，胸膈烦满，恍惚不能支持。此皆胃气弱，而兼痰与气滞者也。亦有素本不虚，而一受胎孕，则冲任上壅，气不下行，故呕逆者。又有由经血既闭，水渍于脏，脏气不宣通，故心烦愦闷，气逆而呕吐。

及三月余，而呕吐渐止。盖三月，相火化胎之候，未能上食于母，血气未用，五味不化，中气壅实，其为郁滞痰火秽恶之气，尽冲于胃，所以有恶阻等证。及三月后，胎元渐大，则脏气仅供胎气，不有郁滞，自无暇上逆矣。

亦有不拘强弱，间有不病者，何也？凡妇人无病，不分强弱，俱能受孕。怀子病月，不在形之强弱，在于脏腑虚实。如中宫气健，胃中宿无痰饮，清浊自能升降，不令秽气上壅，自无恶阻等证，即俗谓胎气好也。

又妇人怀子，喜食酸咸果实为何？盖阴阳交合，受胎于肾，生化于肝，二脏皆供给于胎，则肝肾不足，故喜食酸咸以自救也。

以上诸证，轻者不须服药，乃常病也。重者须少药调之，宜用加味参橘饮。考之古人有用半夏茯苓汤、茯苓丸，专治恶阻。又有用白术散、人参丁香散、人参橘皮汤、醒脾饮，其中不用半夏，恐胎初结，半夏性能动胎，虑其辛燥易散。但恶阻又非半夏不止，须姜汁炒，以制其毒，故仲景用人参半夏干姜丸，罗谦甫用半夏茯苓汤，朱丹溪谓肥人多痰，瘦人多火，用二陈加减，治胎前恶阻、痰逆呕吐、心烦、头眩、恶食俱效，经云有故无殒是也。立斋云：半夏乃健脾气、化痰滞主药，脾胃虚弱呕吐或痰涎壅滞，饮食少，胎不安，必用半夏茯苓汤，倍加白术安胎健脾，常用甚验也。恶阻兼腰痛者，防胎堕下，犹宜二陈、四物加条芩、白术和中理脾为主，不可升举，盖呕逆气已上升，再用升药，则犯有升无降，上更实而下更虚，益促其堕矣。再若左脉弱而呕，服诸药不止者，当服理血归原药则愈，经云无阴则呕是也。后选备诸方，用者择取可耳。

加味参橘饮

治孕成两三月后，恶阻呕逆恶食，或头眩晕倦怠者。

人参一钱　归身酒洗　白术土炒。各二钱　半夏八分，制　橘红　藿香　炙草各四分　砂仁三分，碎　竹茹一团

加姜一片，水煎服。

肥人加竹沥一盏，姜汁一匙。

止呕安胎饮

治孕妇呕吐，百药不效，服此即愈。

人参　青皮麸炒。各五分　广皮　半夏制　白茯苓各八分　吴茱萸汤泡去黄水，微炒　炙草各三分

加煨姜三片，水煎，徐徐温服。

归原散

治妊娠恶阻，呕吐不止，头痛，全不入食，服诸药不止者。

人参　川芎　归身　白芍　丁香　炙草各五钱　茯苓　白术土炒　陈皮各一两五钱　半夏一两，制　桔梗炒枳壳麸炒。各二钱五分

共为细末。引用姜五片、枣一枚，水煎调，每服三钱。

方内丁香不若易以砂仁或豆蔻为稳。如果胃寒之甚，用者亦详慎之。

自此以下诸方，出自《济阴纲目》，择录以备采用。

参橘散

治妊娠恶阻，吐逆痰水，不食，心虚烦闷。

人参　橘皮去白　茯苓　麦冬去心　白术土炒　厚朴姜汁制。各一钱　炙草五分　竹茹一团

引加生姜三片，水煎服。

青竹茹汤

治妊娠恶阻，呕吐不食。此方清而不寒。

竹茹弹子大一团　橘皮　白茯苓各一钱五分　半夏制　生姜各二钱

水煎，温服。忌羊肉、鸡、鱼、面食。

《全书》加粳米一撮。

橘皮汤

治妊娠呕吐，不下食。

人参　竹茹　橘皮　白术土炒。各二钱　生姜一钱　厚朴一钱五分，制

水煎服。

恶阻恶食责之脾虚，呕吐责之有火，所谓诸逆冲上，皆属于火也。此方竹茹能平少火，厚朴能下逆气，橘皮、生姜所以开胃，人参、白术所以益脾，开胃益脾，欲其安谷云尔。

二香散

治妊娠胎动不安，气不升降，呕吐酸水，起坐觉重。

香附子一两，制　藿香叶　甘草各二钱

右为细末，每服二钱，不拘时，沸汤调下。

保生汤

治妊娠恶阻，少食，呕吐，或兼吐泻作渴。

人参一钱　白术土炒　香附制　橘红　乌梅一方作乌
药　炙草各五分

加生姜，水煎服。

觉恶心呕吐，加丁香。予谓不若易砂仁七粒为稳。
吐泻作渴则效在乌梅矣，作乌药者非。

半夏茯苓汤

治妊娠恶阻，呕吐，心烦，头目眩晕，恶闻食气，
好食酸咸，多卧少起，百节烦痛，羸瘦有痰，胎孕不牢。

人参　白术土炒　陈皮各一钱　熟地胸满者去之　旋
覆花无痰涎不用　桔梗　半夏汤泡七次，姜汁炒黄　白芍酒
炒　川芎　炙草各五分

加生姜三片。水煎，空心服。

《千金方》无旋覆花，有紫苏叶、细辛[1]。

有热，加炒黄芩。

有客热，烦渴、口疮，去橘皮、细辛，加前胡、酒
炒知母七分。

若腹冷下利，去地黄，加炒桂心五分。桂心炒用即
不堕胎，然非真腹冷下利者不宜。

若气逆作胀者，加麸炒枳壳、苏梗、制香附。

1　今存《备急千金要方》卷二《妇人方上·妊娠恶阻》所载"半
　　夏茯苓汤"，有茯苓、旋覆花、细辛，无紫苏叶、白术，熟地
　　作干地黄。

小和中饮[1]

治妊妇胎气滞满，饮食停滞作胀。

陈皮　茯苓　厚朴姜汁制。各一钱五分　山楂　扁豆炒。各二钱　炙草五分

水一钟半，加生姜三五片，煎服。

如呕者，加制半夏一二钱。

如胀满气不顺者，加砂仁七八分。

如火郁于上者，加焦栀子一二钱。

如妇人气逆血滞者，加紫苏梗、制香附之属。

以下二方出《全书·新方》，录之以备采择。

六味异功煎

治妊妇胃虚兼寒，多呕者。

人参二三钱　白术土炒　茯苓各二钱　干姜一二钱，炒黄　陈皮　炙草各一钱

水一钟半，煎服。

理阴煎附：附子理阴煎、六味回阳饮

治妊妇肝[2]肾阳虚作呕者。此理中汤之变方也。

熟地三五七钱，或一二两　当归二三钱，或五七钱　干

1　《济阴纲目》无此方，方出《景岳全书·新方八阵·和阵》。
2　按《景岳全书·新方八阵·热阵》理阴煎，治"脾肾中虚等证"，疑"肝"为"脾"之刻误。

姜一二三钱，炒黄　炙草一二钱

水二钟，煎七八分，热服。

治杂证，此方内或加肉桂一二钱。加制附子，即名附子理阴煎。加人参，即名六味回阳饮，治命门火衰，阴中无阳等证。

《良方》半夏茯苓汤

治妊娠脾胃虚弱，饮食不化，呕吐不止。

半夏汤泡七次，姜汁炒黄　陈皮　砂仁炒。各一钱　茯苓二钱　炙草五分

右用姜、枣、乌梅，水煎服。有煎服一二剂后，用茯苓丸。

茯苓丸

治妊娠烦闷，头晕，闻食吐逆，或胸腹痞闷。

人参　赤茯苓　桂心　橘红　半夏汤泡七次，姜汁炒黄　干姜炮。各一两　白术土炒　枳壳麸炒　炙草各二两

右为末，炼蜜丸，梧子大。每服五十丸，米饮空心下，日三服。

必脉迟证寒，方用姜、桂，用者宜详审之。右原方有葛根二两，似非所宜，故不开入方中。一方加去心麦冬。《肘后方》加北五味子。

苦柚单方

治妊妇恶阻，呕吐不食，头晕不敢行步。

苦柚皮不拘多少

右一味，浓煎汤，饮数盏即愈。吐甚者，加姜汁。

胞漏并小产论

凡妊娠经水，壅之以养胎，蓄之以为乳。其冲任气虚不能约制，故月水时下，名曰胞漏，血尽子死。然亦有妊妇血盛，月信常来而胎不动，俗呼狗儿胎也。若以漏胎治之，则胎必堕。若不以漏胎治之，其胎未必堕。亦有脉见滑数，而别无风热病，经脉如常，但较前略少，此因胎小血盛有余而然，俟迟至三四月外，儿大能饮，经脉自止。今常见怀胎七八月而生子者，人但以血止为度，谓之不足月，然其受胎于未止之前，至此而足月，人实不知也。又有壮盛孕妇，按月去血点滴，若无腰酸胎动，不须服药。此血气强盛，孕至四五月后自然经止。如孕妇虚羸，腰常酸痛并胎动，而按月下血点滴，或下血不止，此非血有余，乃胎漏也，宜服加味补中安胎饮。又云胎漏多因于血热，然亦有气虚血少，服凉药而下血益甚、食少体倦者，此脾气虚而不能摄血也，宜归脾等方加减，当以脉候察之。

凡堕胎之病多在三五七月，如前次三月曾堕，后必如期乘其所虚而亦堕，必预服《尊生》安胎饮，或胎元饮加减用之，或泰山磐石散、安胎万全神应散等方，对证择用以预防之。须常服，过七月可无患矣。更宜戒房欲、气恼、劳役、煿炙诸食。又有受孕一月即堕者，人皆不觉，止知其为按月经行，不知暗堕于中矣。

凡人经尽，初交得孕后，最宜将息绝欲。若再交接以扰子宫，其胎或一月、三五月必堕。试思驴马有孕，牡者近则踢之，名曰护胎，所以绝无小产之患，人可不慎软？至若劳、怒、举重亦堕，洗下体则窍开亦堕。今之无子者，大半一月堕胎，非尽不受孕也。至于顿仆伤动胎气，宜服胶艾安胎散。

三四月前胎未成形，名曰堕胎。至五六月后胎已成形，名曰半产，俗人均曰小产。总属妊妇气血虚弱，胎元不固。盖气虚则提摄不固，血弱则灌溉不周，多致小产。况妇人肾以系胞，而腰为肾之府，腰痛则堕，不可不防。

凡治胎漏者，当预培其根，宜用千金保孕丸。又有止漏绝神丹，治漏胎甚效。大凡孕妇暴下水者，其胎必堕。若徐徐下水，可用补气安胎药治之。有胎漏黄浆，或如豆汁，胎动腹痛，乃肝脾湿热，用升阳除湿汤。《大全》治用黄芪一两，川芎一钱，糯米一合煎服。

要知小产与大产不同，大产如果熟自脱，小产如生采之，破其皮壳，断其根蒂，忽略成病者不少，因而致死者恒多。然此证，始因敛血以成胎，继因精血以长养，终因精血不足而萎堕，故瘀血甚少。倘有腹痛成块有形，多属血虚气逆，惟有先用生化汤去瘀生新为妙，后须大加温补。若但知消瘀破滞，则逆气愈攻而愈升，多致不救，戒之戒之。

妊妇三月后，尺脉或涩或微弱，胎必不固，惟脉洪盛者，胎不堕耳。所以《脉诀》内云：胎脉弦牢滑利安，沉细而微归泉路。正此之谓也。虽半产皆气血不足，然有禀质偏阴偏阳、或寒或热之异，自当凭脉调治。如阴虚内热，而用艾、附、白术、砂仁温暖之剂，则阴道愈消，如草木之无雨露，自然枯萎。如阳虚内寒，而用芩、芍凉血之剂，则脾胃虚寒，气血亦弱，犹果实春夏易生，秋冬少结也。总之，三月以前宜养脾胃，四月以后宜壮腰肾，补血顺气，佐以清热，此大法也。

加味补中安胎饮

凡孕妇元气壮盛，受胎后尚有经来几点，乃血气盛故耳。若不腰痛腿酸，不必服药。如虚羸孕妇，下血不止，或按月去血点滴，名曰胎漏，多因劳而气血两虚，或喜食爝炙热物过多而致，宜谨房事，并服补药以保全也。

人参一钱　白术土炒　当归酒洗。各二钱　川芎　黄芩各八分　紫苏　陈皮　砂仁碎　炙草各四分

姜一片，水煎服，渣再煎。

归脾汤 附：加味归脾汤、济生归脾汤

治心脾郁结，经闭发热。并治脾虚不能摄血，致血妄行，及经带胎漏等证。由于劳伤心脾，发热、体倦、食少、不眠、怔忡、惊悸等证。

人参　白术土炒　茯神　枣仁炒　龙眼肉各二钱　黄

芪一钱五分，炙　归身酒洗　远志肉甘草水制。各一钱　木
香　炙草各五分

姜枣引，水煎服。

加柴胡、栀子，名加味归脾汤。

柴胡易丹皮，名济生归脾汤。

《尊生》安胎饮

治血虚有火，曾三个月堕胎，宜服此方。并预防五
月、七月之堕，亦治胎动胎漏。

归身酒洗　白芍酒炒　熟地　生地　砂仁　阿胶炒
珠。各一钱　杜仲盐水炒去丝　白术土炒。各二钱　条芩一
钱五分　续断肉八分，酒制　川芎　陈皮　苏梗各五分

水煎服。

见血，加炒地榆、炒蒲黄各一钱。

腹痛或下坠，砂仁、白芍、熟地倍加分两服之。

用枣肉为丸服亦可。

景岳胎元饮

治妇人冲任失守，胎元不安、不固，随证加减，或
间日，或二三日，服一二剂。

人参随宜　当归酒洗　杜仲盐水炒断丝　白芍酒炒。
各二钱　熟地二三钱　白术一钱五分，土炒　陈皮七分，无
滞者不必用　炙草一钱

水二钟，煎七分，食远服。

如下元不固而多遗浊者，加炒山药、炒补骨脂、五

味之类。

如气分虚甚者，倍白术，加炙黄芪。但芪、术气浮，能滞胃口，倘胸膈有饱闷不快者，须慎用之。

如虚而兼寒，多呕者，加炮姜七八分或一二钱。

如虚而兼热者，加酒炒黄芩一钱五分，或加生地二钱，去杜仲。

如阴虚小腹作痛，加枸杞二钱。

如多怒气逆者，加制香附无妨，或砂仁亦妙。

如有所触而动血者，加制续断肉、炒阿胶各一二钱。

如呕吐不止，加制半夏一二钱、生姜三五片。

泰山磐石散

治妇人血气两虚，或肥而不实，或瘦而血热，或肝脾素虚，倦怠少食，屡有堕胎之患。此方平和，兼养脾胃气血。觉有热者，倍黄芩，少用砂仁。觉胃弱者，多用砂仁，少加黄芩。更宜戒欲事、恼怒，远酒、醋、辛热之物，可永保无堕。

人参　黄芪蜜炙　当归酒洗　川续断制　黄芩各一钱　白术二钱，土炒　川芎　白芍酒炒　熟地各八分　砂仁炙草各五分　糯米一撮

水一钟半，煎七分，食远服。但觉有孕，三五日常用一服，四月之后方无虞也。如伤五七月胎，即服过七月之后方妙。

徐东皋曰：妇人凡怀胎二三个月，惯要堕落，名曰小产。此由体虚，气血两弱，脏腑火多，血分受热而

然。医家又谓安胎宜用艾、附、砂仁热补，犹增祸患而速其堕矣。殊不知血气清和，无火煎烁，则胎自安而固。气虚则提不住，血热则溢妄行，欲其不堕，得乎？香附虽云快气开郁，多用则损正气；砂仁快脾气，多用亦耗正气。况香燥之品，性伤气血，求以安胎，适又损胎而反堕也。今惟泰山磐石散、千金保孕丸二方能夺化工之妙，百发百效，万无一失，故表出以为好生君子共知也。

安胎万全神应散

治孕妇三月前后，或经恼怒，或行走失足，跌损伤胎，腹痛腰胀，一服即安。虽然见血，一二日未离宫者，加一剂自安。倘先三四五月内，已经半产过者，将及前月份，略觉腰骨酸胀，忙服一剂即安。万全秘传，验过多人。

当归酒洗 白术土炒 条芩酒炒。各一钱 熟地八分，姜汁再浸 白芍炒 杜仲盐水炒去丝 阿胶蛤粉炒成珠 茯苓 嫩黄芪蜜炙。各七分 川芎六分 砂仁五分，连壳碎 炙草三分

酒水各一碗，煎八分，空心服。

如急痛，将铜锅煎一钟，即服立止。

胸前作胀，加紫苏、陈皮各六分。

白带或红多，加蒲黄、炒阿胶、炒地榆各一钱，艾叶七分。

见红，加制续断肉一钱，糯米一百粒。

凤衣散

治三五七月小产。

用头生鸡子抱出小鸡之蛋壳，阴阳瓦焙黄，研末。如前次小产在何月份，至时，预先以无灰酒冲服，可免小产。

苎根汤

治孕妇受胎数月后，胎动、漏胎及子悬证。

野苎麻根，孕一月用一寸，加金银煎汤，服之立安。

胶艾安胎散

治孕妇顿仆动胎，下血不止。

人参　条芩　阿胶蛤粉炒成珠。各一钱　白术一钱五分，土炒　当归酒洗　熟地各二钱　川芎　艾叶各八分　陈皮　紫苏　炙草各四分

姜一片，大枣二枚，水煎服。

增损八物汤

治妊娠漏胎，气血两虚，胎中有热，下元不固者。

人参　白术土炒　归身酒洗　白芍　熟地　艾叶　条芩　黄柏　知母　阿胶蒲黄炒成珠，去蒲黄不用　炙草各等分

姜枣引，水煎，食远服。兼用杜仲丸。

止漏绝神丹

治胎漏下血，安胎更妙。

白术五钱，土炒　熟地一两　三七根末三钱

水煎服。此方妙在三七末，乃止血神品，故用之奏效。

千金保孕丸 见本卷安胎门，附杜仲丸下。

生化汤 见下卷生化汤论后。

诸痛论 附：孕痛

妊娠头痛。多因血虚有火，用四物汤加减。若宿有偏正头风，宜川芎茶调散。若外感头痛，加味芎归汤。

妊娠心腹痛。或宿有冷痞痰饮结聚，或新触风寒，邪正相击，并于气。随气上下，上冲于心，则病心痛，下击于腹，则病腹痛。痛不已，则胎动不安。如伤心，正心痛，则旦发夕死，夕发旦死。如伤心支络，则乍安乍作，《医通》用正气散加减。《尊生》治心痛，用定痛延胡散。《医通》又曰：胸腹膨满，按之而痛，乃饮食停滞，用人参养胃汤。按之不痛，乃脾胃受伤，以六君补之。[1]腹中满痛叉心，不得饮食，《千金》芩术芍药汤。如不时腹痛，名曰胎痛，有血虚、有气滞二因，然血虚居多，用熟地三钱、当归一钱，煎汤治之。不应，加参、术、陈皮。丹溪用四物去川芎，倍加熟地。《医通》用四物加香附为末，紫苏汤下。若气滞者，紫苏饮治之。若痛而重坠，因中气虚陷，用补中益气汤。

如胃口痛。多因脾虚，存食不消，宜养胃消食，《纲目》用平胃散加枳壳、山楂。予谓平胃散恐致损胎，非所宜也，宜养胃汤加减。

妊娠胁痛。有因哭泣，因内伤，因恼怒，不宜破气，宜用童便和酒服之。或紫苏饮，去参，用白芍、当归，加砂仁、童便。

妊娠脐下冷痛。腹胀虚疼，小便频数，大便虚滑，皆食生冷所致，小建中加炮姜、木香。不应，更加茴香、良姜。

妊娠少腹痛。虚热，紫苏饮；虚寒，胶艾汤。若小腹近下处，肿胀、浮薄、发光者，孕痈也，千金托里散或薏苡仁煎汁饮。若心腹急痛，烦闷面青，冷汗气绝，血下不止，其胎上冲者，不可治也。

妊娠腰痛。有肾虚作痛，则脉大而痛不已，急服八珍加胶、艾、黄芪，或紫苏饮加减。有劳力任重，致伤胞系，欲脱，宜安胎饮加杜、续。有房事不节，致伤胞

---

1 "胸腹膨满"至"以六君补之"：《张氏医通·妇人门·胎前·诸痛》无此语，语本《济阴纲目·胎前门·心痛》。

系，用熟地、当归、阿胶、砂仁、竹茹、炙草，调男子裤裆灰一钱服，禁房事百日要紧。有湿热，脉缓，遇天阴或久坐而痛，多下白物，二妙散加柴胡、防风、茯苓、半夏。有寒湿，腰重，如带物而冷者，用紫苏饮加减，易健脾温燥药。有气血凝滞，脉涩，而日轻夜重，不得卧，遍身拘急不舒而痛，眼生黑花，紫苏饮加枳壳、桔梗。有膀胱风邪，颈项强直，用独活寄生汤。有闪挫，脉实，胶艾芎归汤，或佛手散，或熬枯黑糖冲童便、酒调服。有因毒药者，宜阿胶散，或捷径方，或三物解毒汤选用。有走注痛，败血入经之证，四乌汤加薄、桂、杜、续。有临产腰痛如脱肾者，乃将产也，勿作寻常腰痛论，产下即平复矣，不必用药治也。

妊娠背脊痛。气滞也，紫苏饮治之。

妊娠腰腹及背痛。夫肾主腰，劳损经虚，风冷乘之则腰痛，乘虚入腹则腹痛，故腰腹相引而痛。痛不止，恐坠胎。又有劳伤腰腹背痛，补中益气加杜、续。然多有因病淋证而痛者，宜体察之，止用加味导赤汤治淋，淋止痛除。如劳伤元气，八珍加杜仲、砂仁、胶、艾，如脾肾不足，再加白术、补骨脂。如伤外邪，独活寄生汤。若气血郁滞，紫苏饮加枳、桔。如肝虚有火，小柴胡加白术、枳壳、山栀。如肝脾郁结，归脾汤加柴胡、枳壳。

妊娠环跳穴痛。属肾虚，宜六味地黄汤加杜、续，或千金保孕丸。

妊娠目赤痛，咽喉痛，口鼻唇舌疮痛。俱用凉膈散加减。

妊娠负重跌仆，凝血作痛。欲服活血药，则恐伤胎，不服，则所伤之血留而不去。治之者，当先辨胎之死生，如无别证，只用黑糖熬枯，入陈酒、童便调服，细嚼连皮胡桃过口，死者当下，生者其痛即止。若因怒跌仆，或手足抽搐者，紫苏饮加钩藤钩。倘去血过多，八珍汤去茯苓加阿胶、艾叶、黄芪。如跌仆余伤未尽，痛未止，用四乌汤加延胡、木香。如伤去而胎气未安，紫苏饮加童便、砂仁。如伤重者，香壳散加熟地、当归以护胎。若势剧者，下瘀血汤加芎归酒煎以去血，则胎自安。此药峻厉，必须详慎。若昏睡语言如狂，此血迫心包，当归活血汤。如腹中重坠，按之冰冷，此胎气已伤，急用香桂散加酒大黄、生附子下之。若口中觉秽气者，急用平胃散加芒硝下逐之。予谓下胎莫妙佛手散，即香桂散亦能下胎，又何用大黄、附子以助之？然以上四乌、香壳、下瘀、当归活血、香桂、平胃等方，不可轻用，少可得已，只用熬枯黑糖、酒、便调服为妥，或嚼连皮胡桃助之。诸方录后，以备参考可耳。慎勿轻视佛手、香桂，而妄用猛峻伤生。

妊娠遍身痛。或冲心欲死，不能饮食，缘胎有水致痛也。用白术五钱，黄芩二钱，白芍四钱，入活鲤鱼约重半斤外一尾，煮汤代水煎服。此即胎水证，当入本门，因有遍身痛证，故移录于此，以备采取治痛也。

川芎茶调散

治久风化火头痛及偏正头风。

川芎　白芷　羌活　防风　荆芥　薄荷　炙草各一
两　香附二两，童便浸炒

为散，食后茶清调服二钱，日三服。妇人产后，豆
淋酒服。轻者三服，重者五七服效。

加味芎归汤

因虚外感头痛服此。

川芎　当归各一钱五分　条芩酒炒　白术土炒。各一
钱　细芽茶二钱

水煎，食后服。

藿香正气散

治孕妇心腹痛，多寒多食，加减用之。

白术土炒　厚朴去皮，姜汁制　陈皮去白　藿香　紫
苏　半夏制　茯苓　白芷　桔梗　炙草　大腹皮古方无
大腹皮，有苍术

姜、枣引，水煎服。

寒加木香、炮姜。

食积发热加芩、连、炮姜。

气加砂仁、香附。

痰加橘红、生姜。

《尊生》定痛延胡散

延胡三钱，醋炒　乳香五分　归身　炙草各一钱

水煎，加盐卤一滴。

人参养胃汤

治食滞痞满。

人参　苍术米泔水浸去皮，麻油拌，炒黄色　陈皮去白
藿香　半夏制　厚朴去皮，姜汁炒　茯苓　草果　炙草

姜、枣、乌梅引，水煎服。

六君子汤

治胃虚少食，痰嗽呕泄。

人参　白术土炒黄　茯苓　橘皮　半夏制　炙草

生姜引，水煎服。

《千金》芩术芍药汤

治妊娠腹中满痛，叉手，不得饮食。

白术六钱，土炒　黄芩二钱　白芍四钱

右三味，水煎，分三服，半日令尽。微下水则易
产。日饮一剂为善。

补中益气汤

治烦劳内伤，脉洪大而虚，喘渴，阳虚自汗，懒言
恶食，气虚不能摄血，一切清阳下陷，中气不足之证。

人参一钱　黄芪一钱五分，蜜炙　白术土炒　陈皮
当归各五分　升麻　柴胡各三分　炙草八分

姜三片，枣二枚，水煎服。

平胃散

治胃中宿食不化，藜藿之人宜之。

苍术四两，米泔水浸，去皮，芝麻油拌，炒黄色　厚朴去皮，姜汁制　陈皮水泡去白　炙草各三两

右四味为散，每服四五钱，加生姜三片，水煎，温服。

胶艾汤

治妇人漏下，或半产后下血不绝，或妊娠下血腹痛。亦治损伤冲任，月水过多，淋漓不断。

干地黄二钱　芍药一钱五分　阿胶蒲黄炒成珠　艾叶当归各一钱　川芎　甘草各八分

水煎服。

千金托里散

治气血虚寒，溃疡不收。

人参　黄芪炙　川芎　当归　肉桂　白芷　防风桔梗　白芍　天冬去心　连翘去心　忍冬　炙草

生姜引，水煎服。

八珍汤

气血双补之药。

人参　白术土炒　茯苓　熟地　归身酒洗　川芎白芍炒　炙草

水煎服。

二妙散

治身半以下湿热，疼重而肿。

厚黄柏姜汁制数次　苍术茅山者佳，去皮切片，麻油拌，炒黄色

等分，为散，姜汁调。每日，空心，温酒送二钱。

独活寄生汤

治风痹腰脚疼重。并治产后腹痛，不得转动，及腰脚挛痛，不得屈伸。痹弱者，宜服此汤。去细辛，治产后足膝肿或痛。

人参　归身　白芍　川芎　熟地　桑寄生　杜仲炒断丝　牛膝蒸　细辛　秦艽　茯苓　桂心　防风各六分独活九分　甘草三分

姜煎服。

《古今录验》无寄生，有续断，因续断亦可代寄生。《肘后》无寄生、人参、甘草、当归，有附子。

胶艾芎归汤

治妊娠二三月上至八九月，顿仆跌伤，胎动不安，腰腹疼痛欲死，已有所下。

阿胶蛤粉或蒲黄炒珠　川芎　当归　干地黄　艾叶

水煎服。一方有甘草，无地黄。

佛手散 一名芎归汤，一名当归汤

治妊娠因事筑磕，胎动不安。或子死腹中，恶露不下，疼痛不已。用此药探之。若不损则痛止，子母俱安；若胎损立下。此方催生甚妙。

当归三钱或五钱，去芦，酒浸　川芎二钱

先用酒一钟，煎干，再入水一钟，煎二三沸，温服。

若用下胎，当为末，以酒调服。

丹溪治胎死不下，并催生，用当归一两、川芎七钱，酒水煎服。

阿胶散

治妊娠或因倾仆，或因毒药，胎动不安，腰腹疼痛，或有所下。

阿胶蛤粉炒成珠　艾叶炒　归身酒浸　川芎　白芍
熟地　黄芪蜜炙　炙草

生姜五片，枣三枚，水煎，空心服。

捷径方 又名白扁豆散

治妊娠误服诸般毒药、毒物，及用毒药攻胎，药毒冲心。外证牙关紧急，口不能言，两手强直握拳，头低自汗，身微热。外证与中风相似，但其脉浮而软，十死一生，医多不识。若作中风治，必死无疑。

白扁豆二两，生用，去皮

为细末，新汲水调下即效。或米饮调服，或浓煎服亦可。

三物解毒汤

治误服毒药动胎。
甘草　黑豆　淡竹叶各等分
用水煎浓服。

四乌汤

治血中气滞，小腹急痛。
熟地　当归酒洗，各二钱　川芎八分　白芍一钱五分，酒炒　乌药六分　香附七分，制　炙草五分
水煎服。

加味导赤汤

治孕妇小便少，又涩痛者，谓之子淋。又治溺血。
人参　生地　条芩　木通　甘草梢　麦冬去心　赤芍各一钱　淡竹叶十五片
灯心四十九寸，水煎，空心服。

小柴胡汤

治少阳受邪，往来寒热，脉弦，胁痛而呕。
柴胡三钱　黄芩　人参　炙草各一钱　半夏二钱，制
生姜五片，大枣四枚，水煎，温服。

六味地黄汤 附：六味地黄丸、八味地黄丸名金匮肾气丸、加味肾气丸、济生肾气丸

熟地四钱,九蒸九晒　丹皮　茯苓各一钱五分　山萸去核,取净肉　山药各二钱　泽泻一钱

水煎服。

如作丸用,熟地八两,丹皮、茯苓各三两,山萸、山药各四两,泽泻一两,古方用三两,炼蜜丸梧子大。

加肉桂一两、制附子五钱,名桂附八味地黄丸,又名金匮肾气丸。一方桂、附有用各一两者。

八味再加牛膝、车前各一两,名加味肾气丸。

一方肉桂易桂枝。盖因阴气固结于中,势必分解于外,则肾气得以流布周身之意耳。但仅存其方,而世人少有从而易者。予按医方中,又济生肾气丸,治肾气不化,小便涩数,并治产后脚肿,或肚肿,或成鼓肿,乃八味丸本方,用茯苓三两,熟地四两,山药、山萸、丹皮、泽泻、肉桂各一两,附子五钱,加牛膝、车前各一两。此本金匮肾气方中诸药,各减过半,惟桂、苓二味仍照原方,为宣布五阳、开发阴邪之专药;更加牛膝、车前,为太阳、厥阴之向导。以肝为风木之脏,凡走是经之药,性皆上升,独牛膝通津利窍下走至阴,车前虽行津液之腑,而不伤犯正气。既用牛膝引入至阴,又须桂、附蒸动三焦,不特决渎有权,膀胱亦得以化,所以倍用肉桂,暗藏桂苓丸之妙用,愈于五苓十倍矣。但方中牛膝滑精,精气不固者勿用。产后精气本自不

固，用者审之。故杂证小便不通，济生肾气丸为善也。今世人所用肾气丸分两多从此。

再考后人不分八味、加味、济生分两悬殊，统以金匮肾气名之，殊觉混人，今特拈出。

东垣凉膈散

孕妇有病热，如目赤、口舌疮之类，各随其证，加减用之。

黄芩酒炒　黄连酒炒　山栀仁酒炒　连翘去心　桔梗
生草各等分　薄荷叶少许

目赤痛者，本方加当归、川芎、羌活、防风、菊花各一钱，竹叶引。

咽喉痛者，本方加牛蒡子一钱，炒，杵碎。

口舌生疮者，只依本方，姜引。

香壳散

治蓄血暴起，胸胁小腹作痛。

香附姜汁制　归尾各三钱　枳壳二钱，麸炒　青皮炒
陈皮　乌药　赤芍　蓬术醋炒。各一钱　红花五分　生草
三分　炙草二分

共为散，每服四钱，童便空心温服，以核桃、黑糖、酒助之。

如不应，加延胡、穿山甲。

有外感风寒，加桂枝、羌活。

下瘀血汤

治妇人产后腹痛，有干血著脐下。

大黄一两，酒浸　桃仁二十粒，去皮尖　䗪虫二十枚，熬，去足

为末，炼蜜为四丸。以酒一升煎一丸，取八合，服之。血下如豚肝。

当归活血汤

治挟瘀，如见祟状。

当归三钱　赤芍酒洗　生地酒浸，别捣烂　桂心各一钱五分　桃仁二十粒，研　茯苓　枳壳　柴胡各八分　炮姜四分　红花二分　甘草五分

右除生地，水煎去渣，入地黄，再煎数沸，加陈酒服之。

不应，加穿山甲五分。

又不应，加附子三分。有实热，难用附子者，须与大黄钱许同用。

小建中汤 见下卷脱汗亡阳门。

四物汤　紫苏饮　安胎饮　千金保孕丸 俱见本卷安胎门。

归脾汤 见本卷胞漏小产门。

香桂散见本卷子死腹中门。

胎逆上逼胀满子悬论

妊娠胎逆上逼，重则胀满疼痛，谓之子悬。紫苏饮为必用之药。盖因紫苏饮为治妊娠胎气不和，浊气举胎上凑，胎热气逆，心胃胀满之证。且此证挟气者居多，宜疏气舒郁，非紫苏、腹皮、川芎、陈皮无以流气，非归、芍无以养血，气血既利而胎自降。然邪之所凑，其正必虚，故以人参、甘草补之。

如饮食不甘，加四君子。有热，加芩、栀、归、芍。内热晡热，或四君兼逍遥散。若常常多怒，时觉胀满，服顺气药不应，宜用和气安胎饮，或加味逍遥散。

胎上攻而作痛，宜紫苏饮，或顺气安胎散。若脾虚停滞胀满，安胎饮力薄，宜用加参平胃散。有因郁滞者，亦宜紫苏饮，或加味归脾汤。有因痰结聚者，紫苏饮加芩、连、贝母。有因暴怒者，左关必弦洪，肝火内动，用小柴胡加茯苓、枳壳、山栀。

大抵胎气上逆，皆属火旺，急用芩、术、香附之类，不可服大寒之药，反致他变。予每治孕妇心胃胀满，用《尊生》和气饮甚效。子悬证，有两尺脉绝，余脉平和，不可错认死胎，且死胎有面青舌青可辨，宜紫苏饮治之，则胎归原位，胀消脉起矣。如临月，胎上逼心，呕哕欲死，急用童便灌之即下，或乌梅肉十枚研烂，入生姜三片，煎汤灌之亦下。取酸以降敛之，兼辛以散火气之逆也。又有因坐草太早，心怀恐惧，气结不行，紫苏饮一服便产。

后附针灸一方备用。

四君子汤

治胃气虚弱，饮食不思，倦怠少食。

人参一钱至三钱　白术一钱至二钱，土炒黄　茯苓一钱至钱半　炙草六分至一钱

水煎服。

逍遥散附：八味逍遥散，又名加味逍遥散

治血虚肝燥，骨蒸劳热，往来寒热，咳嗽潮热，月经不调，口干便涩。

柴胡　当归酒拌　白芍酒炒　白术土炒　茯苓各一钱　炙草五分

加煨姜、薄荷引，水煎服。

一方无茯苓、薄荷，有茯神，生姜为引。治肝脾血虚，郁怒伤肝，血少目暗，发热胁痛等证。

加丹皮、栀子各七分，名八味逍遥散，又名加味逍遥散。治小便带血，或过劳及多食炒炙，宜清膀胱之火，柴胡、当归加倍，白术加五分。

和气安胎饮 [1]

治孕妇多怒，胸中胀满，若用乌药、香附、砂仁顺气等药，反加满闷，宜服此饮。

人参　白术土炒　当归酒洗。各二钱　川芎　条芩各八分　陈皮　紫苏　炙草各四分　木香二分，磨汁冲服

姜引，煎服。

一方无木香，有砂仁四分，**名顺气安胎散**。治孕妇胎气上攻，心腹胀满作痛，子悬之证。有因气恼者，加木香二分，磨冲服。

加参平胃散

治孕妇脾气虚弱，饮食停滞，以致腹胀呕吐，安胎饮力缓，宜用此散。

人参　白术土炒。各一钱　苍术米泔浸制　厚朴姜制，七分　陈皮　炙草各四分

姜一片，水煎服。

《尊生》和气饮

治孕妇心胃胀满。

人参　苏梗　白芍酒炒　川芎各六分　当归一钱或六分，酒洗　腹皮五分，制净　木香二分，磨，冲药服　炙草三分

水煎服。

---

1 原书目录后有小字"附顺气安胎散"。

附：针灸方

妊娠六七个月，饮食绝然不进，胸膈胀，水与药皆不能下，诊脉平和，又非病脉，此乃膈气不通，药不能治，惟针灸可通。宜灸内关穴，即能进饮食矣。其穴在手掌大纹后二寸两筋间。此穴可针，亦可灸，男左女右，重则双手同灸。轻者七壮，重加十数壮，艾如黍大，或如麦大。寸取本人同身寸，以男左女右，手中指屈回，用草较所屈中指中节内纹两头尽处，截断，为准一寸也。

紫苏饮见本卷安胎门。

小柴胡汤见本卷诸痛门。

加味归脾汤见本卷小产门，附归脾汤下。

诸血证论

妊娠漏极，如同月水，胞干胎死，母亦难保，其调治之方，已详论于胎漏门中，兹不重论。

妊娠吐血。凡七情内伤，六淫外感，皆足致失血之患。一主火热者，以气血壅养胎元，或有所感，则气逆而火上乘，心烦满闷，血随而溢，甚者或致堕胎。但火有虚实之分，实火清热养血，虚火滋阴补水，则血安胎固。若泛用行血清血之剂，胎必堕而祸不旋踵矣。如肝经怒火，加味逍遥散。膏粱积热，加味清胃散。郁结伤脾，加味归脾汤。肺经有火，黄芩清肺饮。因气郁滞，紫苏饮。气不摄血，补中益气去升麻，加煨葛根。肾经虚火，冬味地黄汤。

鼻衄不止。东垣凉膈散，加当归、生地各一钱，茅花一大团。生姜引。

咳嗽咳血。宜凉血地黄汤。《医通》云：咳嗽咯衄，胎前皆不宜见，如面赤声哑，不治。又云：凡咯吐血，多致堕胎。胎赖血养，不宜漏溢，宜紫苏饮加条芩。

尿血。乃热乘血分，流渗于脬，故令尿血，自尿门而下。若胎漏，则自人门下血，可辨。宜四物加山栀、发灰或阿胶、熟地、麦冬、五味之类。如怒动肝火，小柴胡加山栀。脾气下陷及劳动脾火，补中益气加茯苓、车前。若厚味积热，加味清胃散。若肝脾血热，加味逍遥散。

肠风脏毒下血者。平胃散去苍术，加槐角、防风、当归、乌梅治之。

加味清胃散

治胃中蕴热，斑疹，口舌生疮，齿龈腐烂出血。

生地四钱　丹皮五钱　当归　川连酒蒸　连翘去心。各三钱　升麻　生草各一钱五分

为散，分三服，水煎，去滓，冲犀角[1]磨汁三四分，入药服之。

---

1 犀角：现为禁用品。

黄芩清肺饮

治渴而小便不利。

栀子炒黑　黄芩

各等分，煎服。

予谓此方乃治杂证发渴而小便不利，妙在热服探吐以提，则肺气立清。然胎前血证，探吐之法似非所宜。若服而不吐，不特绵延不能刻应，纵或小差，其苦寒之性留薄于内，大伤氤氲之气。治胎前之证者，得不为之预虑乎?

冬味地黄汤附丸方[1]

熟地四钱　山药二钱，炒　山萸一钱，古方分两加倍丹皮　茯苓　泽泻各七分　麦冬一钱或钱半　五味子十粒

水煎服。

此方药味十倍之，炼蜜丸，即名**冬味地黄丸**，又名**八仙长寿丸**。

凉血地黄汤

治妊娠咳嗽吐血、咳血。

生地三钱　麦冬去心　当归酒洗。各二钱　黄芩一钱五分　紫菀　知母盐水炒　白术土炒　天冬去心。各一钱犀角八分　陈皮　甘草各四分

---

1 原书目录小字为"附冬味地黄丸又名八仙长寿丸"。

水煎服。

有喘，加瓜蒌仁一钱。

加味逍遥散 见本卷子悬门，附逍遥散下。

加味归脾汤 见本卷胎漏小产门，附归脾汤下。

紫苏饮　四物汤 俱见本卷安胎门。

补中益气汤　东垣凉膈散　小柴胡汤　平胃散
俱见本卷诸痛门。

子肿子气子满论 子满证即俗呼胎水证也

妊娠子肿，与子气相类，但子气在下体，子肿在头面。若子满证，又名为胎水，则在五六月以后，比子气、子肿不同。盖胎大则腹满，遍身浮肿。凡子气、子肿、子满，由脏气本弱，或因泄泻下利，耗伤脾胃，或寒热疟疾，烦渴加饮，湿渍脾胃，使头面手足浮肿也。然水渍于胞，儿未成形，则胎多损坏。故初妊即肿，急宜调治，水去胀消，仍用六君子调补。

所谓子肿者，妊娠面目虚浮。多因脾胃气虚或久泻所致，宜健脾利水，全生白术散主之，或用健脾利水汤。如未应，用六君子汤，或加腹皮、车前。又专治肢体如水气之证。亦有用加味五皮汤治子肿之甚者。

所谓子气者，妊娠自三月成胎之后，两足面渐肿至腿膝，或腰以下肿，行步艰难，以致喘闷不宁，饮食不美，似水气状，甚至脚趾间有黄水出者。盖脾主四肢，脾气虚弱不能制水而发肿，肺金少母气滋养而气促满闷，诸书名曰子气，即水气，俗名皱脚。治此病者，先服加味天仙藤散，如不效，则服茯苓汤，再不效，服补中益气汤加茯苓。若饮食失节，呕吐泄泻，六君子汤，或加炮姜、木香、香附。若脾肺气滞，加味归脾汤，佐以加味逍遥散或紫苏饮。至孕妇八九个月，胫腿俱肿，非水气比，不可以水气治之，反伤正气。凡有此者，必易产，因胞脏中水血俱多，不致胎燥也。

所谓子满者，妊娠至五六个月，胸腹急胀，腹大异常，或遍身浮肿，胸胁不分，气逆不安，小便艰涩，名曰子满，又为胎水不利。若不早治，生子手足软短有疾，甚致胎死腹中，宜服《千金》鲤鱼汤治其水。如脾虚不运，清浊不分，佐以四君、五皮，亦有用束胎饮以治子满证，甚效。

曾有妊娠腹胀，服鲤鱼汤三五剂，大小便皆下恶水，肿消胀去，遂下死胎。此证每因怀孕腹大，终不知胎水之患，即水渍损胎也。

全生白术散

治妊娠面目虚浮，如水肿胀。

白术一两，土炒　生姜皮　大腹皮豆汁制净　茯苓皮
陈皮各五钱

共为细末，每服二钱，不拘时，米饮调下。

此方较《澹寮》五皮散稍善，中间惟白术易桑皮，而功用悬殊，诚点铁成金手也。《全书》云：如未应，佐以人参、甘草。

健脾利水汤

治孕妇面目虚浮，多因脾胃气虚或久泻所致。

人参　茯苓各一钱。一方用皮　白术土炒　当归酒洗。各二钱　川芎　大腹皮黑豆水制净　紫苏　陈皮各八分　炙草三分

姜皮一片，水煎服。

加味五皮汤[1]

治孕妇面目、身体、四肢浮肿者。此胎水泛溢，谓之子肿。《澹寮》**五皮散**无白术，有陈皮。治病后浮肿，小便不利。

大腹皮黑豆水制净　桑白皮炒　生姜皮　茯苓皮用赤白术土炒　加紫苏连茎叶。各一钱

枣二枚，去核，水煎服。服时以木香磨浓汁三匙入药内。

加味天仙藤散

治孕妇腰脚肿，虚人多有此证。

1　原书目录后有小字"附五皮散"。

天仙藤即青木香藤，洗，略炒　制香附　紫苏各六分
陈皮四分　乌药五分　木香二分　姜皮三片

虚人加人参一钱、土炒白术二钱、酒洗当归二钱，或兼服补中益气汤。

茯苓汤

治孕妇六七个月以来两足肿大，行步艰难，脚趾间有黄水出，此名子气，人多有之。生子之后，其肿自消。甚者，此汤主之。

白茯苓　白术土炒　陈皮　制香附　乌药各一钱
紫苏连茎叶　炙草各五分　木瓜三片

生姜皮引，水煎，空心服。

《千金》鲤鱼汤

治孕妇胸腹胀满，或遍身浮肿，小便艰涩，名曰子满。又为胎水不利，或胞中渍水，以致胎死腹中。

白术五钱，土炒　白茯苓四钱　当归身三钱，酒洗
白芍二钱　鲤鱼一尾，重二斤，要活的

将鱼去鳞、肠，加橘皮少许或五分、姜七片，用水扣汤煮。取汁一盏半，去鱼，入药四味鱼汁内，煎七分，空心温服。渣再制如前。

如脾胃气虚，当佐以四君、五皮二汤，合煎服之。

《局方》五皮汤

治风湿客脾，面目四肢浮肿。兼治胎水。

五加皮　地骨皮　大腹皮黑豆水制净　茯苓皮　生姜皮各等分

水煎服，每服三钱。

束胎饮

治孕妇至七八个月，其胎长大，腹大胀满，逼迫子户，坐卧不安，谓之子满。

白术土炒　黄芩酒炒　苏叶各一钱五分　枳壳麸炒　大腹皮黑豆水制净。各一钱　砂仁五分，连壳略炒　炙草三分

姜三片，水煎，空心服。

予谓，苏叶当易茎，妙。

六君子汤　补中益气汤俱见本卷诸痛门。

加味归脾汤见本卷胞漏小产门，附归脾汤下。

加味逍遥散见本卷子悬门，附逍遥散下。

紫苏饮见本卷安胎门。

四君子汤见本卷子悬门。

子烦并五心烦热及烦躁口干论

妊娠心惊胆怯，烦闷不安，名曰子烦，竹叶安胎饮

主之。大抵皆由心肺虚热，是以撩乱心烦，或积痰于胸，吐涎恶食，亦令心烦，剧则胎动不安。如心肺虚热，或积痰于中，《千金》竹沥汤。若吐甚，胎动不安，烦闷口干，不得眠，又吐涎过多，以致外虽不热，而觉五心烦热，或日间不觉，而夜觉热者，并宜加味竹叶汤。气虚倍人参，气滞紫苏饮，痰滞二陈加白术、黄芩、枳壳，胁满寒热小柴胡，脾胃虚弱六君子加紫苏、山栀。

至于妊娠烦躁口干者，缘足太阴脾其气通于口，手少阴心其气通于舌，脏腑气虚，热乘心脾，津液枯燥，故心烦口干，与子烦大同小异，宜用加减参麦汤，又有用知母丸而效者。如肝经火动，加味逍遥散。若肾经火动，宜地黄丸，随证加味用之。如孕妇口干不卧，一味黄连散，或用《尊生》加味安胎饮。查方书有妇人暴渴，惟饮五味汁之证，盖血欲凝成胎，脉息调和，非疾病也。因肺肾二经有火，火入肺则烦，入肾则躁。胎系于肾，肾水养其胎元，则不足以滋肾中之火，火上烁肺，变为烦躁者，金亏水涸之候，法当滋化源，清金保肺，壮水滋肾为主。

竹叶安胎饮

治孕妇心惊胆怯，烦闷不安，名曰子烦证。

人参　生地　枣仁去壳炒研　远志甘草水制，去骨。各一钱　当归酒洗　白术土炒。各二钱　麦冬去心　条芩川芎各八分　陈皮　炙草各四分　竹叶十四片

姜一片，大枣二枚，水煎服。

渴加竹茹七分。

《千金》竹沥汤

治妊娠子烦。

竹沥一盏　茯苓四钱　麦冬去心　防风　黄芩各三钱

右药四味，以水四升，合竹沥煮取二升，分三服。不瘥，更作。

此乃古方分两宜易今法用之。

加味竹叶汤

治妊娠心烦不解，名曰子烦。并治五心烦热。原方竹叶汤无人参、粳米。

人参　黄芩各一钱　茯苓一钱五分　麦冬二钱五分，去心　竹叶五片　粳米一撮

水煎，空心热服。

肥人，加制半夏，生姜为引。

因血虚烦热，宜原方兼用四物汤。

因中气虚弱，宜原方兼用四君子汤。

一方，照原方加当归、防风、炒栀仁，亦名加味竹叶汤。

二陈汤

治痰积呕恶。

陈皮一钱　半夏制　茯苓各一钱五分　炙草八分

水煎服。

加减参麦汤

治孕妇心神烦躁，壅热口干。

人参　知母　麦冬去心　栀子炒。各一钱　瓜蒌根
犀角磨。各八分　条芩　炙草各五分

枣一枚，水煎服。

夏加竹沥八分，姜汁少许。

知母丸又名一母丸

治妊娠因服药致胎气不安，有似虚烦不得眠，巢氏
谓之子烦。医者不知，作虚烦治之，损动胎气。宜矣。

知母二两，酒焙

为细末，枣肉丸，如弹子大。每服一丸，煎人参汤
化服。

一味黄连散

治孕妇口干，不卧。

黄连一钱

右为末，粥饮汤调下。

或用丹溪安胎饮加麦冬、干葛，服之亦妙。

《尊生》加味安胎饮

治孕妇口干。

归身酒浸　白芍炒　熟地　生地　砂仁　阿胶蛤粉炒
成珠。各一钱　条芩一钱五分　杜仲盐酒炒断丝　白术土

炒。各二钱　川芎　陈皮　苏梗各五分　续断炒，取净肉
麦冬去心　干葛　知母酒焙　栀子炒黑　花粉　犀角　竹
沥各八分

水煎服。

考《尊生》安胎饮本方，自归身起至续断止，共药
十三味。今此方名加味，又自麦冬至竹沥，连前共二十
味。如嫌药味过多，临证酌而减之可耳。

紫苏饮　四物汤　丹溪安胎饮俱见本卷安胎门。

小柴胡汤　六君子汤俱见本卷诸痛门。

加味逍遥散见本卷子悬门，附逍遥散下。

地黄丸见本卷诸痛门，附六味地黄汤下。

四君子汤见本卷胎逆上逼门。

子淋论

妊娠小便淋漓涩少，由气血聚养胎元，不及敷荣渗
道，遂使膀胱郁热。又云：妊娠胞系于肾，肾间虚热移
于膀胱而成斯证，名曰子淋，加减安荣散主之。然古方
安荣散内有滑石，但石乃镇重之剂，恐致堕胎，若临月
犹可，如在七八月之前，宜去此味，加石斛、山栀

为稳。

若日久倦怠，右脉微弱者，此气虚下陷而时坠下，气弱肠虚而难流通，大剂参麦饮补气滋化源，其便自易。亦有治小便涩少，用生料六味丸加麦冬、五味、车前为丸服之。

又治孕妇小便少、涩痛者，加味导赤汤，兼治溺血。

《全书》云：子淋证，用安荣散不应，兼服八珍汤。如腿足转筋而小便不利，急用八味丸，缓则不救。

加减安荣散

治孕妇小便短涩，或成淋漓。

人参　当归酒洗。各二钱　麦冬二钱或三钱，去心　白术一钱，土炒　通草　茯苓皮各八分　生草五分

灯心五分，水煎服。

原方有细辛、滑石，无白术、茯苓皮。如有痰，或怒动肝火，加酒炒枯黄芩七分，以清肺金。此方人参补气，当归调血，麦冬清肺以滋肾源，通草、灯心利便通郁滞。

参麦饮见下卷晕厥门，附参麦五味饮下。

六味丸见本卷诸痛门，附六味地黄汤下。药料俱生用，为之生料。

加味导赤汤　八珍汤俱见本卷诸痛门。

八味丸见本卷诸痛门，附六味地黄汤下。予谓桂、附犯胎忌用，当是麦冬、车前之八味丸也。

转胞淋闭论

妊娠转胞，乃脐下急痛，小便不通。凡强忍小便，或尿急疾走，或饱食忍尿，或忍尿入房，使水气上逆，气逼于胞，故屈戾不得舒张所致。非小肠、膀胱受病而利药所能利也，法当治其气则愈。凡妇人禀受弱，忧闷多，性躁急，食厚味者，恒有之。因胞不自转，为胎所压，胎若举起，胞系自疏，水道自通矣，用二陈升提饮。

又有用补中益气汤服后探吐以提其气，自通。通后即用参芪大补，恐胎堕也。如药力未至，胀痛难忍，令老妪用香油涂手，自产户托起其胎，溺自出而胀急解，须以大剂参芪补之。

但子淋与转胞相类，小便频数点滴而痛者，为子淋，膀胱小肠虚热也。虚则不能制水，热则不能通利，故淋。若频数出少不痛者，为转胞，间有微痛，终与子淋不同耳。论中急痛乃急欲便而痛，得便则止。间有微痛，与子淋点滴痛不同。

二陈升提饮

治孕妇脐腹作痛，小便淋闭不通，或微痛，与淋有别，由气虚胎压尿胞。

人参一钱　白术土炒　生地各一钱五分　当归二钱
川芎八分　半夏六分，制或油炒　柴胡　升麻　陈皮　炙
草各四分

姜一片，水煎服。

或空心饮盐汤，探吐以升其气，则下自行，亦一法
也。予谓探吐，只可救急偶用，还须通后服提补之药。

补中益气汤见本卷诸痛门。

遗尿论

妊娠遗尿不觉，胎满故也，用白薇散主之。若脬中
有热，加味逍遥散。脾肺气虚，补中益气汤加益智仁。
肝肾阴虚，六味丸。《尊生》云：遗尿证，虚人有此，
立加减六味汤治之甚效。有妇人孕后水从阴户出不止
者，《千金》鲤鱼汤加肉桂、人参治之。

白薇散

治妊娠尿出不知。

白薇　白芍药各等分

为末，每服三钱，食前温酒调服。

考本草，谓芍药白补赤泻。盖金收而火散，故子淋
方中宜用赤，而遗尿方中则宜用白也。

加减六味汤

治遗尿，虚人多有此证。

熟地四钱　丹皮一钱五分　山萸去核　怀山药炒。各二钱　白薇　白芍药　益智仁各一钱

不用引，水煎服。

加味逍遥散见本卷子悬门，附逍遥散下。

补中益气汤见本卷诸痛门。

六味地黄丸见本卷诸痛门，附六味地黄汤下。

《千金》鲤鱼汤见本卷子肿门。

子嗽论

妊娠咳嗽属风寒。盖肺脏内主气，外司皮毛，皮毛不密，寒邪乘之则咳嗽，嗽久亦恐堕胎，宁肺止嗽散加减用之。亦有用苏桔汤散寒理肺。甚有久嗽不愈，多因脾土虚而不能生肺气，以致腠理不密，外邪复感。或因肺虚不能生水，以致阴火上炎。治法当用补中益气汤以培土金，六味丸加五味以生肾水为善。

宁肺止嗽散

治孕妇风寒咳嗽。

麦冬二钱，去心　知母一钱　桔梗　紫苏各五分　杏仁十粒，去皮尖　桑白皮六分　甘草四分

水煎服。

有痰，加橘红四分，竹沥、姜汁。

火嗽，加黄芩八分。

虚嗽，加紫菀一钱、款冬花六分。

寒甚，加麻黄。

虚损，加瓜蒌一钱，竹沥、姜汁。

嗽而心胸不舒，加去心贝母、百合各一钱，紫菀八分。

若嗽不止，胎不安，宜服人参一钱，甘草五分，去皮尖杏仁十四粒，桑皮一钱，紫菀一钱二分，去心天门冬一钱二分，桔梗八分，乌梅一个。水煎服。

苏桔汤

治孕妇风寒咳嗽。

天冬六分，去心　桔梗一钱五分　紫苏　黄芩　贝母去心。各八分　杏仁十粒，去皮尖　陈皮　知母　甘草各四分

水煎服。

火动作喘，桔梗宜减。

补中益气汤见本卷诸痛门。

六味地黄丸见本卷诸痛门，附六味地黄汤下。

喘急论

妊娠气喘不得卧，有因乍感风寒客邪为害者，宜发散自愈，参苏饮主之。若脾虚四肢无力，肺虚不任风寒，肾虚腰酸短气，不能行步，猝然气喘不息，此脾肺素亏，母虚子亦虚，肾气不归元而上乘于肺也，生脉散、补中益气汤去升、柴主之。丹溪云：火动作喘，此胎前最多。予谓嗽门苏桔汤可加减用之获效。至于毒药伤胎病喘，世俗往往有之，不可不察。昔有一妇，胎死于腹，病喘不得卧，诊其脉，气口盛人迎一倍，左关弦动而疾，两尺俱短而离经。因毒药动血，以致死胎不下，奔迫上冲，非风寒作喘也。大剂芎归汤加催生药服之，夜半果下死胎而喘止。此妇乃为人妾，因正室所嫉，故用药去之，人所不知也。考《济阴纲目》内，有平安散一方，治孕妇喘急，录后以备采用耳。

参苏饮

人参　紫苏　干葛　前胡　制半夏　茯苓　陈皮各等分　枳壳麸炒　桔梗　木香　甘草各减半

姜枣煎。

平安散

治孕妇上气喘急，大便不通，呕吐不食，腹胁胀满。

川芎　木香　熟地　陈皮　炮姜　厚朴制　甘草各一钱

水二钟，入烧盐一捻，煎至一钟，不拘时服。

生脉散见下卷晕厥门，附参麦五味饮下。

补中益气汤　芎归汤俱见本卷诸痛门。

泄泻论

妊娠泄泻，有风寒暑湿之外感，饮食生冷之内伤。病发一时，察其所因。如胃风、加味理中、加味治中、四苓、不换金正气、胃苓等方，对证而治之即愈。然又有由脾肾二脏虚者，不可不知。夫血统于脾，血拥胎元，则脾阴虚而食不运化，脾主健运，下焦壅滞而清气难舒，于是水谷难消而作泻。或因胎系于肾，胎窃其气以拥护，而肾气既弱，命门火衰，不能上蒸脾土，此皆妊娠泄泻之由也。如脾虚内伤，用加味六君子汤，随所因而加之。命门火衰，加益智以助之。至于妊娠久泻，元气下陷，发热作渴，肢体倦怠，用补中益气汤。密斋治妊娠泄泻，以补中安胎为主，用加味四君子汤，如久泻大渴者，人参白术散主之，甚效。

胃风汤

治风冷乘虚入客肠胃，米谷不下，泄泻注下，及肠胃湿毒，下如豆汁，或下瘀血，或下如鱼脑，日夜无度。

人参　白术土炒　茯苓　当归　川芎　芍药炒　肉桂各等分

入粟米一撮，水煎服。

如腹痛加木香。此方治泻久气血两虚诚妙，然肉桂，非久虚脏冷者，断不可用。其曰胃风，取其益胃而升举也。方中肉桂犯胎忌用，如不得已，或炒用，或易桂炭。如胃苓汤中肉桂，亦不可不审用。

加味理中汤

治妊娠脐下阴冷，洞泻。

人参　白术土炒　白芍　茯苓　干姜　黄连　木香藿香叶　诃子肉　肉豆蔻面煨　甘草各一钱

生姜三片，大枣二枚，水二钟，煎一钟，饥时服。

加味治中汤

治饮食过多，脾胃之气不足运化而作泻。

人参　白术土炒　炮姜　甘草各一钱　陈皮　青皮各七分　砂仁五分

水煎服。

四苓散 附：五苓散

治伏暑烦渴泻水。

白术土炒　猪苓　泽泻　茯苓

各等分为末，米饮调下。

此方加肉桂，即五苓散。

不换金正气散

治妊妇伤湿泄泻。

苍术制　厚朴姜汁制　陈皮　藿香　制半夏各一钱
甘草五分

姜、枣为引，水煎服。

胃苓汤

治脾湿太过，胃气不和，腹痛泄泻，水谷不化，阴
阳不分。此平胃散与五苓散合方也。

苍术制　厚朴姜汁制　陈皮　白术土炒　茯苓　猪苓
泽泻各一钱　官桂　炙草各五分

姜三片，枣二枚，水煎，食远服。

方中有桂，孕妇忌用，或易服不换金正气散更妥。

加味六君子汤

人参随宜　白术一钱或一钱五分，土炒　茯苓一钱　陈
皮八分　制半夏一钱　炙草五分

生姜引，水煎服。

米食所伤，加谷芽。

面食所伤，加麦芽。

肉食所伤，加山楂。

如肝木侮土，兼寒热作呕，加柴胡、生姜。

若兼呕吐腹痛，手足逆冷，乃寒水侮土，加姜、桂。

若泄泻黄色，乃脾土本色，加木香、煨肉果。

若作呕不食，腹痛恶寒，乃脾土虚寒，加木香、姜、桂。

密斋加味四君子汤

治妊娠泄泻，补中安胎为主。

人参　白术土炒　茯苓各一钱　炙草八分

水煎服。

妊娠泄泻，加炒白芍一钱，更分寒热治之。

如发热而渴者为热，加条芩一钱。不渴者为寒，加炒黑干姜五分，并用乌梅一个为引，水煎，食前服。

如渴泻日久不止者，加酒炒白芍、诃子肉、炒干姜；乌梅二个，去核，水煎，食前服。或服人参白术散亦妙。

人参白术散

治久泻大渴者。

人参　白术土炒　茯苓　炙草各一钱　藿香　木香干姜各五分

水煎，频频与之，以代汤水，效。

补中益气汤见本卷诸痛门。

霍乱论

妊娠因甘肥过度，腐积成痰，或七情郁结，气盛为火，停蓄胃中。乍因寒热之感，邪正交争，阴阳相混，故令心腹绞痛，吐利并作，挥霍变乱，谓之霍乱。如邪在上，则当心痛而吐多；邪在下，则当脐痛而利多；邪在中脘，则腹中痛，吐利俱多。吐多伤气，利多伤血，血气受伤不能护养其胎，邪气鼓击胎元，子母未有不殒者。此危证，不可不亟治也，宜香苏散加藿香叶，或先服后探吐之。又加味四味紫苏和胎饮，治心腹绞痛，上吐下泻，亦效。予治孕妇霍乱，用六和汤累效。又有回生散、七味白术散，录后以备临证择用。再考方书，单泻用胃苓汤，饮食停滞用平胃散，内伤饮食、外感风寒用藿香正气散，皆治霍乱之剂也。

香苏散

此方治霍乱，平正之至。

香附炒　紫苏各二钱　陈皮一钱　藿香叶　缩砂　炙草各五分

水煎服。

如转筋，加木瓜一钱。

胎动不安，加土炒白术一钱五分。

如夏月得之，加黄芩一钱五分、炒黄连一钱、香薷二钱。

如冬月得之，加人参、土炒白术各一钱，炮姜五分。

加味四味紫苏和胎饮

治心腹绞痛，上吐下泻。

紫苏　黄芩　白术土炒。各一钱五分　炙草以上四味和胎饮本方　藿香叶　陈皮各一钱　砂仁五分，炒

姜枣引，水煎服。

六和汤

治霍乱吐泻，心烦腹胀。

陈皮四分　制半夏七分　杏仁十粒，去皮尖　竹茹木瓜各一钱　扁豆二钱　茯苓八分　藿香　砂仁研　甘草各五分

姜一片，枣二枚，水煎服。

如不愈，再服四味紫苏和胎饮。

回生散

治中气不和，霍乱吐泻，但一点胃气存者，服之回生。

陈皮去白　藿香各五分

右锉，水煎，温服。

七味白术散

治脾胃虚弱，吐泻作渴，不食。

人参　白术土炒　茯苓　木香　藿香　炙草各五钱
干葛一两

右为末，沸汤调服，二钱。

吐甚者，加生姜汁频服。

胃苓汤见本卷泄泻门。

平胃散　藿香正气散俱见本卷诸痛门。

中恶中暑中湿中风论

妊娠忽然心腹刺痛，闷绝欲死者，谓之中恶，即俗谓疠肠痧是也。盖因血气不和，精神衰弱，邪毒之气得以中之。孕妇病此，亦致损胎。薛氏云：此证当调补正气为善，用金银藤一味煎汤饮之，或灶心土为末，每服二钱，井水调服，白汤亦可。《济阴纲目》内用散滞汤治之。又煮艾方，治正中恶极妙。

妊娠盛暑时，中暑热之毒，其证发热而渴，自汗，精神昏愦，四肢倦怠少气，清暑和胎饮主之。

妊娠中湿，或因早行，感雾露之气，或冒水，或久居下湿地，或大汗出浴冷水。其证发热，骨节烦痛，身体重着，头痛鼻塞，黄芩白术汤主之。

妊娠中风，因体虚则中之，乃四时八方之气为风，自冲方来，中人即病。中其皮毛经络者，则发寒热，头项身体皆痛，或肌肉顽痹。中其筋骨者，则拘挛疆[1]直。中其脏腑者，则卒倒昏闷，口眼㖞斜，手足瘈疭，口噤不语。孕妇得此，不可用常治风之法。以补虚安胎为本，兼用搜风之剂，搜风安胎饮治之。但胎前正中风者少，子痫之证实多，与中风见证无异，医者当审，实是中风，方可用搜风安胎，否则子痫证治也。

散滞汤

专治触恶胃[2]气，伤胎肚痛，手不可近，不思饮食。

青皮三钱　黄芩　芍药各二钱　归尾一钱五分　川芎一钱　木香五分　炙草少许

右分二帖，水三盏，先煮苎根两大片，至二盏，去苎根，入前药同煎至一盏，热服。

煮艾方

治妊娠中恶，心腹绞急切痛，如鬼击之状，不可按摩，或吐衄血者。

熟艾如拳大

煮汁，频服。

1　疆：音义同"强"。

2　胃：《济阴纲目·胎前门·中恶》散滞汤作"冒"。

清暑和胎饮

黄芪炙　人参　白术土炒　黄芩　黄连　知母　麦冬去心　炙草各一钱　五味十二粒

水煎服。

黄芩白术汤

黄芩　白术土炒。各五钱　苏叶二钱五分

姜五片，水煎服。

搜风安胎饮

归身　黄芪蜜炙　羌活　黄芩　秦艽　防风　炙草各一钱

姜枣引，水煎多服，以平为期。

子痫论 又名风痉，一名子冒，亦名类中风。
附因破伤失血吐血衄血致类中风

妊娠子痫，乃为恶候，若不早治，必致堕胎。其证或口噤项强，手足挛缩与瘈疭同，言语塞涩，痰涎壅盛，不省人事。或忽然眩晕卒倒，口不能言，状如中风，实非中风之证，不可作中风治。即或无痰，言语如常，但似风状，多因血燥、血虚，亦不可概以风治而误也。羚羊角散主之。

冯氏[1]云：孕妇忽然僵仆，痰涎壅盛，不省人事，乃是血虚而阴火炎上，鼓动其痰，左脉微数，右脉滑大者，名曰子痫，宜四物养血，酒芩清热，二陈化痰理气，治法仍以安胎为主，勿过用中风之药。此由血虚生热，热盛生风，皆内起之风火，养血而风自灭。若心肝风热用钩藤汤，肝脾血虚加味逍遥散，肝脾郁怒加味归脾汤，气逆痰滞紫苏饮，脾郁痰滞二陈加竹沥、姜汁。[2]密斋云：孕妇气虚挟痰火证，状如中风，卒倒即醒，醒而复发，清神汤主之，兼服寿星丸。

予谓妊妇子痫，至有目昏黑而厥者，胎前绝少，但一有此证，即是儿晕，属气与痰，故目昏黑发厥，只服紫苏饮，慎不可服苏合丸及乌药顺气散等药。至于破伤失血或吐衄血，忽患口噤、项强、背直类中风证，皆因失血所致，不可不知，用荆防安胎散治之。

羚羊角散

治孕妇口噤项强，手足挛缩，痰壅，不省人事。

羚羊角　苡仁米　枣仁去壳炒。各一钱　当归二钱，酒洗　独活　五加皮　茯神各八分　川芎七分　杏仁十粒，去皮尖　防风五分　木香三分　甘草四分

姜引，水煎服。

1　冯氏：冯兆张，字楚瞻，清代医家，著有《冯氏锦囊秘录》。
2　"孕妇忽然僵仆"至"脾郁痰滞二陈加竹沥、姜汁"：语本《冯氏锦囊秘录》卷十七《女科精要·胎前杂症门·中风》。

虚加人参一钱，痰加竹沥五分，胃弱加白术一钱。

钩藤汤

治孕妇手少阴、足厥阴血虚风热。

人参　当归　茯神　桑寄生　钩藤各一钱　苦桔梗
一钱五分

水煎服。

清神汤

治孕妇忽然眩晕卒倒，口噤不能言，状如中风，须
臾即醒，醒而复发，乃气虚挟痰火子痫证。

人参　白术　茯苓　白芍　黄芪蜜炙　麦冬去心
归身　炙草各等分

姜、枣引，水煎，食远服，兼服寿星丸。

琥珀寿星丸

宁神定志，去风化痰。

天南星一斤

掘地作坑，深二尺，用炭火二十斤，将坑烧红，去
炭扫净，用好酒五升浇之，将南星趁热放坑内，用瓦盆
急盖定，以黄泥封固。经一宿取出，焙干为末，入琥珀
末一两、朱砂末五钱，和匀，以生姜自然汁煮面糊熟，
再入獖猪心血三个，搅匀，和末为丸，朱砂为衣。每服
五十丸，人参汤下，日三服，神效。

荆防安胎散

治孕妇或因破伤患类风证。

人参　当归酒洗　白术土炒。各三钱　生地　天麻各二钱　麦冬一钱，去心　条芩八分　荆芥　防风各三分陈皮　甘草各四分

水煎服。

二陈汤见本卷子烦门。

加味逍遥散见本卷子悬门，附逍遥散下。

加味归脾汤见本卷胎漏小产门，附归脾汤下。

四物汤　紫苏饮俱见本卷安胎门。

痢论

妊娠痢下，因饮食生冷，脾胃不能克化，致令心腹疼痛，伤血则赤，伤气则白，气血俱伤，则赤白相杂。盖血属阴，阴伤则受热居多。然又有阳气伤不能统阴血而痢赤，又不得不从事于辛温。故治血痢，犹当以色之显晦验其虚实寒热。故凡积之瘀晦不鲜，清稀不稠，皆虚寒之候，即阳不统阴之血，急投人参、姜、艾，或可保全，倘不审而误服芩、连，乃速其毙也。惟积之稠粘

紫赤而光泽者，合用苦燥，以坚肠胃之滑脱，又必当佐以调气之药，则阴邪解释，非若白痢之不可杂以芩、连、芍药等味，引领滞秽袭伤阴血也。气属阳，阳伤则受冷居多，即有火注下迫，皆阳气郁遏，本寒标热之证，不可纯归于热，但当验其积之稠粘如糊，色白如脂，方可暂与清热治标。若汁沫如水，色晦如尘，急须温理其气。即有热证，皆假象无疑。

其虚实寒热既分，而又有三禁、三善、五审之不可不知也。一禁涤荡肠胃，恐阳气下陷，胎气愈坠。二禁渗利膀胱，恐阴津脱亡，胎失荣养。三禁兜涩滞气，恐浊气愈滞，后重转加。故善治妊娠之痢，惟以调气为先，使已败积沫随气而下，未伤津液统之而安。夫调气有三善。一使胃气有常，水谷输运。二使腹满腹痛后重渐除。三使浊气开发，不致侵犯胎元。

所谓五审者，一审饮食之进与不进。夫痢乃肠胃受病，若痢势虽甚，饮食无妨者易已，故痢以噤口为最剧。在初起，浊邪全盛之时，不足为虑，但要清理积滞，饮食自进矣。若七日以后，尚不能食，脉反数盛，此必初时失于清理之故，急需调气理中，则积沫渐下，饮食渐进矣。或初时能食，至一旬一气后反不能食，脉息不振，此必涤荡太过，胃气受伤所致。亦有过用芩、连、槟、朴苦寒破气而致呃逆、呕哕者，胃气大败，最危之兆，惟峻与温补，庶可挽回。若脉见数疾无伦，或翕翕虚大，或歇止不前，或弦细搏指者，皆胃气告匮，百不一生矣。

二审溲之通与不通。下痢清浊不分，若痢虽频而水道顺利者，胎必无虞。若月数将满，胎压尿胞，每多溲便频数、转胞胀闭之患，切禁利水伤津，急与开提自通，但须察其脉无过壮过硬之形，便宜补中益气，稍加泽泻、车前，以升清降浊，投之无不辄应。非特妊娠为然，即平人久痢，津液大伤，而溲涩不通者，亦宜此治法也。

三审腹之痛与不痛。下痢腹痛，必然之理，然间有浊湿下趋而无郁沸之火者，则不痛也。但此多见于肥白人之白痢，若血痢与瘦人多火者，罕见也。治宜调气运积，不用清火明矣。原其腹痛有寒热之分，痛有止歇，痛则奔迫下坠，至圊不及者，火也。痛自下而攻击于上者，火也。痛而胀满，不胜摩按，热饮欲甚者，火也，实也。痛无止歇，常时痛而无绞刺者，寒也。痛自上而奔注于下者，寒也。痛而不满，时喜温手摩按，饮热渐缓，欲至圊而可忍须臾者，虚也，寒也。大约初痢胀痛为热、为实，久痢疼痛为虚、为寒。即初因火注切痛，痢久伤气，亦必变为虚寒也。故久痢腹痛之脉，无论大小迟数，但以按之渐渐小者，并属虚寒，急需温补，慎勿利气。惟急痛脉实，久按不衰者，可稍用炮黑姜、连和之。

四审后之重与不重。下痢后重，浊气壅滞也。夫开通壅滞，必以调气为本，在妊娠犹为切要，调气则后重自除，而胎息自安。但初痢后重，首宜开发其滞，若久痢后重，又当升举其阳，阳气升则胃气运，胃气运则周身中外之气皆调达，而无壅滞之患矣。故治孕妇之后重，无问胎之大小，但脉见有余则宜调气，脉见不足便与升提，虽血痢亦宜阳药，一切滋腻血药总无干预，以气有统血之功，则血无妄行之虑也。

五审身之热与不热。下痢为里气受病，若见身热，表里俱困，元神将何所恃而得祛邪之力哉？惟人迎之脉浮数，可先用和营透表之法分解其势，然后徐行清理。若初痢不发热，数日、半月后发热，脉来渐小，或虚大少力者，此正阴内亡，虚阳发露于外。在平人或可用辛温峻补敛之，以归其源。若妊娠则桂、附又难轻用，惟借参、术、姜、萸、胶、艾之属，非大剂浓煎峻投，难望其转日回天之绩也。或有痢久卫虚，起居不慎而感冒虚风发热者，但当察其左手三部，必显浮数之象，又需理中汤加桂枝，合表里而治之，以内气久虚之邪，不得参、术助其中气，则客邪不得解散也。又有病后、疟后，或本质虚羸之人，及秋冬天令寒冷时下痢，加以胎孕扼腕，岂可与平人之痢同日而语哉！其圆机活法，因人论证，因证立方，调治之法，在医之神圣工巧耳。

考之《医通》云：常用厚朴去干姜汤，治妊娠能食，腹胀后重，积秽稠粘之白痢。厚朴生姜甘草半夏人参汤，治妊娠腹胀后重，赤白相兼之痢。黄芩芍药汤送香连丸，治妊娠能食后重，积秽稠粘之血痢。连理汤合《千金》三物胶艾汤，治妊娠少腹疼重，瘀晦不鲜，或间有鲜血之痢。驻车丸，治妊娠发热后重，阴虚畏食之血痢。白头翁加甘草阿胶汤，治妊娠热毒内攻，噤口不食，腹胀后重，脓血稠粘之痢。《千金》胶艾榴皮汤，治妊娠脓血清稀，胎动不安，久泄不止之痢。补中益气汤，治妊娠先疟后痢，及疟痢齐作，元气下陷，胎气下坠，小便频数，或转胞不得溺之痢。以上诸方，并加砂仁以调其气，乌梅以调其血，未尝不随手辄效也。又有用当归黄芩芍药汤者，黄连阿胶汤者，俱录方于后，以备采用。

予每用一味阿胶饮，或阿胶黄连饮，均治孕妇之痢，甚妥获效。又用加味香连汤，亦屡验。

《大全》治妊娠下痢，赤白痢疾，绞刺疼痛，鸡子一枚，乌鸡者更良，破孔去清留黄用，入黄丹一钱，搅匀，厚纸糊好，盐泥固济，火焙干，为细末，米饮服二钱，一服愈者是男，二服愈者是女[1]。

厚朴去干姜汤

厚朴去皮，姜汁炒　陈皮泡，去浮白　茯苓　炙草各等分

煎服。

厚朴生姜甘草半夏人参汤

治胃虚呕逆，痞满不食之证。

人参随宜　厚朴一钱五分，姜制　制半夏二钱　炙草八分

生姜引，煎服。

---

1 《妇人良方大全》无此方，方出《三因极一病证方论·腹痛下利治法》。

黄芩芍药汤

治伏气发温，太阳、少阳合病自利。

黄芩　白芍各三钱　炙草二钱

大枣四枚，擘，水煎服。

香连丸

治下痢赤白相兼，白多于赤者。

川黄连六两，用吴茱萸拣去闭口者，取净一两，同黄连炒。去吴茱萸不用，只用川连　木香一两

共末，醋糊丸，每服五十丸，米汤、砂仁汤任下。

连理汤

治胃虚挟食，痞满发热。

人参随宜　白术一钱五分，土炒焦　炮姜六分　黄连八分　茯苓一钱　炙草六分

水煎服。

《千金》三物胶艾汤 又名胶艾榴皮汤

治血痢，又痢下不止。

阿胶　艾叶　酸石榴皮

三味等分，煎服。

驻车丸

治阴虚下痢发热，脓血稠粘，及休息痢。

阿胶三两　黄连炒黑　当归各五钱　炮姜一两

右四味，捣筛，醋煮阿胶为丸，梧子大。每服四五十丸，昼夜三服，米饮下。

白头翁加甘草阿胶汤

治挟热痢下脓血，及产后痢不止。

白头翁　黄连炒黑　黄柏炒黑　秦皮　炙草各一钱　阿胶三钱

右六味，先煮上五味，去滓，内胶，烊尽，温分三服。

当归黄芩芍药汤

治妊娠病痢，清热和胎，行气养血。凡虚坐努力者，防其损胎，此方主之。

当归　黄芩炒　芍药炒　黄连炒　白术土炒　枳壳麸炒　茯苓　陈皮　生地　生草各一钱　木香五分　乌梅一个

水煎，空心服。

黄连阿胶汤

治妊娠痢病，日久不止。

黄连炒　阿胶炒　人参　白术土炒　茯苓各一钱　木香七分　干姜炒　炙草各五分　乌梅三个

姜枣引，水煎，食前服。

一味阿胶饮

治孕妇痢疾。

阿胶上好正者

不拘多少，酒化服，日数次，随意饮之自愈。

阿胶黄连饮 又名黄连阿胶汤

治孕妇痢疾，若安胎则痢愈重，治痢则胎难全，宜服此饮。

阿胶能止脓血之痢，且止腰痛固胎，以之为君　黄连　芍药　甘草皆以为佐　枳壳麸炒，少加二三分，以宽其后重

水煎服。

一剂痛痢俱减，去枳壳再服。

加味香连汤

治孕妇痢证。

白芍　黄芩各二钱　黄连　陈皮各一钱　茯苓六分　木香五分　黄柏八分　乳香　没药各分半

酒煎服。

《千金》胶艾榴皮汤 即本门三物胶艾汤。

补中益气汤 见本卷诸痛门。

疟论

妊娠患疟，无论胎息月数多少，总以安胎为主。而世之所谓安胎，无过黄芩、白术，不知黄芩乃治热盛胎动不宁，白术乃治脾虚胎气不固。若气虚下陷误用黄芩，气滞壅逆误用白术，为害何可胜言。予于前安胎方中，亦多有用芩、术，然亦有弃而不用者，总视其病之宜忌及人之气血，所谓可与意会，难与言传。业医之活法，在随机应变耳。

要知胎息安与不安，全在母气之调与不调，故安胎先安母气，未有母气乖戾而胎独安之理。亦有因胎气有故而致母病者，则先治胎而母病自愈，如子死腹中之类是也，又安有不去其胎而母得无恙乎？故善治胎产证者，必审孕妇形体之肥瘦，气血之偏盛。

若形[1]色苍，肌肉腘坚者，必多湿多痰，无论何疾，必显湿热本病，脉多滑实有力，绝无虚寒脉弱之候，可峻用豁痰理气药治其本质，然后兼客邪见证而为制剂，治宜二陈汤，随经加透表药，或合小柴胡用之。盖柴胡为疟证之向导，故多用之。然有自汗过多，尺中微弱，或热盛手足清，始终不用柴胡而用建中、桂芍收功者。

或见烦渴脉实，大便六七日不通，阳明腑实，又宜凉膈去硝、黄，加鲜首乌调之。须知禀质坚固者，其气多滞，内外壅遏，但有湿热，绝无虚寒之患。

---

1 《张氏医通·妇人门·胎前·疟》"形"后有"盛"字。

如元气本弱，或病后得之，必需理脾行气，惟六君子汤为合剂。有痰食结滞，则加枳实、草果；内有寒，加炮姜；外受风，加桂枝；胎动上逆不安，加子芩；胎下坠，加柴胡，倍人参，以参乃举胎圣药也，间有不应，又需补中益气汤升举之。若中有留滞，则枳实理中加桂枝、柴胡，合表里而治之。

大抵病邪初发，元气未耗，疏风涤痰，消导饮食在所必需，然宜大剂白术培护中土，以脾胃为一身之津梁，土厚自能载物。其最可虑在三四发至六七发，其势最剧。若过半月，虽淹缠不止，邪热渐衰，可无胎陨之虞矣。或有疟久，气血虚败而小产者，此皆失于调治也。若六七发后不止，即当和营健脾。

若禀质柔脆，虽有风邪不得纯用表药，以风药性升，能使胎气上逆而为呕逆、喘胀、膈塞、痞满之患。虽有实滞不得过用降泄之味，能引邪气下陷，致胎坠不安，而为泄利不食、小腹疼重之患矣。

若疫疟毒盛势剧，急与凉膈、承气、黄连解毒救之。瘟疟愦愦不爽，烦热大渴，或壮热无寒，或先热后寒者，当与桂枝白虎、人参白虎，撤其在里之热，不可与夏秋痎疟比例而推也。盖有是证用是药，有故无陨，惟在速祛邪毒以救胎息之燔灼，若迟疑未决，下手稍软，救无及矣。

又有气血虚损，其疟由虚致，不因暑气而作，如经云：阳微恶寒，阴弱发热。或风寒因虚而乘之，若寒热不已，重蒸其胎，胎亦受伤而坠，宜轻解表邪，兼大补气血以主之。

更有患胎疟者，一遇有胎，疟病即发，此人素有肝火，遇孕则水养胎元，肝虚血燥，寒热往来，似疟非疟也，以逍遥散清肝火，养肝血，兼六味丸以滋化源，寒热自退。

世医治妊娠疟初起，用散邪饮，不愈者，用截疟汤截之。又有初用柴胡知母汤，以平为期。疟久不退，则用七圣散截之。然截药内常山伤胎，万不得已，须用白术煎水煮透用之，然亦宜少用。即寻常治疟，再以白术制之，方免呕泄。又夜明砂单方，亦治孕疟。予常用加减丹溪安胎饮治孕疟，甚觉稳妥有效，从未用截药而孕疟未尝不愈也。

枳实理中汤 附：理中汤，又附子理中汤

治胃虚挟食，及结胸本虚，不能受攻。

人参一钱至三钱　白术一钱至二钱，土炒焦　炮姜　炙草各五分　枳实七八分，麸炒　茯苓一钱

水煎服。

此方参、术、姜、草四味，方名理中汤，治胸痹，心胸痞气，霍乱吐泻不渴，一切脾胃虚寒，呕吐清水，饮食不入，完谷不化。理中汤内加熟附子，名附子理中汤，如方中人参用一钱，附子则宜用三分。

承气汤

治少阳、阳明腑证。

大黄四钱，生　厚朴六钱，制　枳实三枚

此方胎产忌用，录之以备参考。

黄连解毒汤

治热邪内外俱盛。

黄连　黄芩　黄柏　山栀

等分，煎服。

桂枝白虎汤附：白虎汤、人参白虎汤

治温病感冒客邪而渴，及温疟先热后寒。

石膏四钱，生用，碎　知母一钱五分，生　炙草五分
粳米一撮　桂枝七分半

水煎服。

此方去桂枝，即白虎汤正方也。去桂枝，加人参一
钱，名人参白虎汤，治热病大渴，发热背寒。

散邪饮

治疟初起。

羌活　柴胡　紫苏　陈皮各六分　苍术米泔水制　厚
朴姜汁制　制半夏　青皮各七分

水煎服。

不愈者，服后截疟汤截之。

截疟汤

白术土炒　山楂并子　槟榔　常山白酒煮干，炒紫
色，再用白术煎水煮透更妙。各八分　草果　神曲各四分

水煎，遇发日五更服。

柴胡知母汤

治孕妇病疟，不可轻用截药，恐致损胎，此汤主之。

柴胡一钱五分　知母　人参　黄芩　白术土炒　归身各一钱　甘草五分

姜枣引，水煎，多服，以平为期。

七圣截疟散

如疟久不退转甚者，宜用此散截之。

柴胡一钱五分　黄芩　知母各一钱　常山八分，白酒煮干，炒紫色，再用白术煎水煮透更妙　草果仁五分　乌梅二枚

水酒各半煎，露一宿，临发日，五更温服。忌生冷、鸡、鱼、面食。

原方有炙甘草，予恐常山合之而作吐，故去之。

明砂止疟丹

夜明砂三钱

为末，茶清调，空心服。

予谓此药能行血，且下死胎甚速，非瘀血积聚成疟及久成疟母者，不可轻用也。

加减丹溪安胎饮

治孕妇疟疾。

白术土炒　当归　熟地各二钱　川芎　条芩各八分
制半夏七分　人参一钱　藿香五分　草果　青皮各三分
紫苏　广皮　炙草各四分　乌梅二枚

姜一片，煎服。

二陈汤见本卷子烦门。

小柴胡汤　建中汤　凉膈散　六君子汤　补中益气汤俱见本卷诸痛门。

人参白虎汤见本门，附桂枝白虎汤下。

逍遥散见本卷胎逆上逼门。

六味丸见本卷诸痛门，附六味地黄汤下。

伤寒温热时疫论

妊娠伤寒，时值冬令，为寒所伤，其轻者淅淅恶寒，翕翕发热，微嗽鼻塞，数日即愈，不药亦可。或用葱白连须三五茎，生姜三片，煎服即解。如所感者重，以至头疼，先寒后热，久必伤胎，药多避忌，务宜谨慎，不可与常妇概治，竟用发表以致损胎，误其母子性命，但服葱白香豉汤自愈。故《千金》治妊妇伤寒，用葱白、生姜水煎热服，取汗即安。是以葱白香豉汤、香苏散，可解表邪，又可安胎。况葱白不惟性能解表，且善安生胎，下死胎。若感寒孕妇胎伤未死，但用葱一把，水煮食之，汗出即安。如胎已死，须臾自出。不应，加生姜、苏叶，不可轻用表药招尤。若妊娠邪在半表半里，择《纲目》内黄龙汤，即小柴胡汤变体用法，其加减亦可采择而用。

如表证已愈，但发热大渴，用香苏散加金花汤。便结者，加入大黄，或用三黄解毒汤。所以，凡胎前疫证，与伤寒阳明腑证，内实便秘，须急通大便，方不损胎。若大便自利，乃正气下泄，胎必难保。惟大小便如常，知里无热，则不伤胎气。故又有涂脐护胎之法。其或汗或下，各随表里脉证主治。

至妊娠热证，亦须急治，恐致落胎。《千金》用葱白香豉汤，取汗即愈。又有用柴葛安胎饮者。如呕吐烦躁，用生津葛根汤者。甚则斑出黑色，用栀子葱豉汤者，密斋用加味化斑汤。此皆热入于里，阳明证之方药也。《医通》治孕妇温热时行，及伤寒邪气内犯，热毒逼胎，并宜《千金》石膏大青汤急救，庶可保全，迟则不救。又有石膏六合汤、升麻六合汤，立方甚稳，录后以备采用。凡胎孕药内，不得已而用大黄转药，须用酒制。姜、桂、附子，用黄连、甘草制之，则无害矣。

葱白香豉汤

《千金》治时疫伤寒三日以内，头痛如破，及温病初起寒热。

葱白连须一握　香豉三合

右二味，水煎，入童便一合，日三服。

秋冬加生姜二两。此方药味虽轻，功效最著。凡虚人风热、伏气发温及产后感冒，靡不随手获效，与产后、痢后用伏龙肝汤、丸不殊，既可探决死生，且免招尤取谤，正危证解围良剂也。

《尊生》香苏散

治妊妇伤寒，勿论日数，但见恶寒头疼，此方主之。

香附炒黑　紫苏各二钱　陈皮一钱　甘草五分

引加生姜三片，葱白五寸，煎服。

头疼，加川芎一钱、白芷一钱、羌活一钱、防风一钱。

如表证愈，但发热大渴，加金花汤。便结者，加制大黄一钱。

金花汤

黄连　黄芩　黄柏　栀子各一钱

水煎服。

《济阴》香苏散与《尊生》方同，此则分五脏脉证加法，故重录以备择用。

香附炒黑　紫苏各二钱　陈皮一钱　甘草五分

生姜三片，葱白五寸，煎服。

头痛，加川芎、白芷各一钱，名芎芷香苏饮。

如恶寒里和，外证见面青善怒，得肝脉浮弦，加羌活、防风。[1]

如恶寒里和，外证见面黄善噫，得脾脉浮缓，加白术、防己各一钱五分。

如恶寒里和，外证见面白善嚏悲，得肺脉浮涩，加黄芪、防风各一钱。

如恶寒里和，外证见面黑善恐，得肾脉浮濡，加吴茱萸一钱。

黄龙汤

治妊娠伤寒，得之三五日后，有恶寒发热，内有烦渴引饮，小便赤涩之证。此邪在半表半里，宜此方主之。

柴胡二钱　黄芩一钱五分　人参　甘草各一钱

姜、枣为引，水煎服。

如寒热往来，无汗口干，加葛根二钱，去枣，入葱白三根。

如头疼不止，加川芎、白芷各一钱，去枣，加葱白三根。

如发热、有汗、口渴，加土炒白术一钱半、瓜蒌根

---

1 《济阴纲目·胎前门下·伤寒》此后有"假令得心脉，其外证面赤、口干、善笑，其三部俱浮而洪，恶寒里和，本方加黄芩、石膏各一钱半"，疑初刻本有漏刻。

一钱半。

如脉浮大有力，大热大渴，人参白虎汤去姜、枣。

如心烦不得卧，加白茯苓、去心麦冬各一钱。

如呕哕，加制半夏、白茯苓各一钱，去枣。

如胸膈满痛，加炒枳壳、炒黑香附、川芎各一钱。

如大便秘，初加制大黄五分，得利则止，不利加一钱，以利为度。

三黄解毒汤

治妊娠伤寒五六日后，表邪悉罢，并无头痛恶寒之证，止烦躁，发热，大渴，小便赤，大便秘，或利下赤水，六脉沉实，此病邪在里，此汤主之。

黄芩　黄连　黄柏　山栀　大黄各等分

煎服。

护胎法

治妊娠伤寒热病，护胎。

白药子不拘多少

为末，以鸡蛋清调摊于纸上，如碗大，贴脐下胎存处，干则以湿水润之。

又法

治孕妇一切有热，内外诸证。

伏龙肝不拘多少

为末，用井底泥调敷心下，令胎不伤。

柴葛安胎饮

治孕妇热病，骨节疼痛，如不急治，则落胎。

柴胡　葛根　青黛各八分　石膏一钱五分　升麻五分
栀子一钱　知母七分　葱白三根

水煎服。

有痰加竹沥一小杯、姜汁二匙。

生津葛根汤

治孕妇热病，呕吐不食，胸中烦躁。

人参　葛根　芦根　麦冬去心　知母炒　栀子炒。各
一钱　竹茹一团　葱白三寸

水煎服。

栀子葱豉汤

治孕妇热病，斑出赤黑色，小便如血，气急欲绝，
胎[1]落之证。

栀子炒　黄芩　升麻各一钱　生地二钱　青黛八分
豆豉四十九粒　杏仁十二粒，去皮尖　石膏一钱五分，煅

葱白七寸为引，水煎服。

加味化斑汤

治孕妇伤寒热病不解，遍身发斑，赤如锦纹者。

1　《济阴纲目》"胎"后有"欲"字。

人参　知母　生地　黄芩　栀仁　甘草各一钱　石膏二钱　淡竹叶二十片　豆豉半合

水煎，食远服。

《千金》石膏大青汤

治妊娠伤寒，头疼壮热，肢节烦痛。此方既可散邪，又能安胎，允为孕妇伤寒温热时行神方也。

石膏二钱　大青　黄芩各八分　前胡　知母　栀仁各一钱　葱白一茎

水煎，温服。

石膏六合汤

治妊娠伤寒，身热大渴而烦。

当归　川芎　白芍　生地各一钱　石膏煅　知母各五分

水钟半，煎一钟，温服。

升麻六合汤

治妊娠伤寒下后，过经不愈，湿毒发斑如锦纹者。

当归　川芎　白芍　生地各一钱　升麻　连翘各七分

水煎，温服。

谵语论

妊娠谵语，为脏腑热极之候，急宜童便时时灌之。不应，用生地黄黄连汤，清其血中之火，庶胎得安。脉实者，加酒大黄下之，下迟则伤胎也。亦有伤胎胎下而下血，心神无主谵语，虽用峻补，亦难有效，其治法方药俱载产后妄言妄见门。若孕妇证见舌青者，其子已死腹中，急当下之。若双胎一生一死者，必腹中半边冷、半边热。如母患热证，脏腑热甚蒸其胎，儿因致死，但服黑神散加生蒲黄以暖其胎，则胎即出矣。胎未死，井泥涂脐以护胎气，多有保全者。

生地黄黄连汤

治失血后燥热瘀疼，脉数盛者。

生地二钱　防风　川芎各八分　当归一钱五分　黄连七分　黄芩炒　山栀炒黑。各一钱　赤芍一钱

水煎服。

血证黑神散

治吐血衄血，屡发不止。

炮姜　肉桂各一两　熟地四两　当归　蒲黄筛净，炒黑。各三两　白芍酒制　炙草各二两

右为散，每服四钱。用黑豆半合，微炒香，淋酒半盏，和水半盏，煎一半，入童便半杯和服。

气虚加人参三两、炙黄芪六两，以固卫气，庶无营

脱之患。

一方，熟地、蒲黄、炮姜、归、芍、桂心各二两，炙草三钱，黑豆二合五勺，炒，去皮。共为末，每服二钱，童便和酒下。世以豆去壳，同药为散，不知豆之功全在壳也。

伤风论

妊娠伤风，皆由于天气寒暄不一，或暴寒暴热，人失防范，起居不慎，即鼻塞流涕，微嗽恶风，常作喷嚏，与伤寒之轻者相似。但伤寒恶寒，此则恶风，有间耳，宜香苏散去香附，加葱豉。咳嗽多痰加桔梗，或紫苏饮加葱豉安胎为妙。嗽兼泻，气口脉滑实有力，中有宿食者，胃苓汤去苍术，俟脾胃调，方理其嗽。

予谓伤风咳嗽，总不如浓煎葱头汤为上。盖风药皆能堕胎，故嗽喘胎寒，多用连须葱汤，大能安胎散气，胎始无虞，或加香豉犹妙。若不喘者，紫苏饮加砂仁、童便。

香苏散见本卷霍乱门。

紫苏饮见本卷安胎门。

胃苓汤见本卷泄泻门。

伤食论

妊娠伤食，多由脾胃中气虚弱，不能运化，故东垣云：脾胃之气壮，则过时不饥，多食而不伤。盖胃主司纳，脾主消化。凡素常脾胃虚弱，饮食难化，以白术、陈皮等分为末，神曲糊丸，常服最善。枳术丸但可暂用，枳实峻厉，能耗正气，治者慎之。又经云：饮食自倍，肠胃乃伤。若饮食不节，生冷厚味恣性食啖，致伤脾胃，若投以峻剂，则脾胃复伤，而胎亦损。且胎以脾胃为主，脾胃强则胎系如悬钟而不坠，若伤食不化则脾困而胎不能固矣。故凡治消食导滞，皆先以补脾健胃为主，兼推扬谷气，则饮食自化。若徒事消克，使脾伤而又伤，化源之机告竭，胎元犹易于堕耳。

予治伤食，用砂仁合四君子汤，或香砂四君合平胃散，屡获有效。世有用平胃散本方治孕妇伤食，此必少壮村妇，粗粝粘滞之食，填滞于中，肚腹作痛，不得不平其胃土。如富贵之家，皆美食恣啖，脏气素娇，未有不兼补而施治也。况平胃散加以朴硝，即为下胎峻剂，用者可不慎乎？

予再考方书，有用六君子汤为主，分别肉、面、米、鱼腥、辛热、生冷所伤，而加以山楂、麦芽、酒曲、陈皮、黄连、砂仁、木香，视其所因而加入，甚为稳妥。如伤肉食，加山楂于六君子汤内，余以类推。

四君子汤见本卷胎逆上逼门。

平胃散　六君子汤俱见本卷诸痛门。

脏躁悲伤论

妊娠脏躁悲伤欲哭，象如神灵所凭，数欠伸。盖肺志为悲，胎热火炎，肺不自持，故悲，属肺病燥也。胎前气血壅养胎元，则津液不能充润，而肺为之燥。当补母，仲景用甘草小麦大枣汤主之。因甘草、大枣补脾，治以甘缓，佐以凉泻，无不愈矣。立斋用淡竹茹汤佐八珍汤，其用八珍补养气血，更发前人之所未发，又治脏躁悲哭，及自笑自哭，用红枣烧存性，米饮调下。

甘草大枣汤

治妇人脏躁悲伤不止。

甘草三两　小麦一升　大枣十枚

右以水六升，煮取三升，温分三服。

盖此方甘能生湿，湿生又何燥焉。

淡竹茹汤

治妊妇心虚惊悸，脏躁悲伤不止。又治虚烦甚效。

麦冬去心　小麦　制半夏各一钱　人参　茯苓各一钱

甘草五分

右引加生姜三片，枣一枚，淡竹茹一团如指大，水煎服。

八珍汤见本卷诸痛门。

大便燥论

妊娠大便结燥，盖因血养胎元，大肠血少，燥结难出，虽无大害，然便时甚苦，润燥汤主之。

润燥汤

阿胶一钱五分　条芩　苏梗　防风各一钱　当归　麻仁　芝麻各二钱

水煎服。

子喑论

经曰：妇人重身，九月而喑者，胞之络脉绝也。无治，当十月复。盖因孕至九月，儿体已长，胞系于肾，少阴之脉上系舌本，脉道阻绝不通，故不能言者间有之。十月分娩后而自能言，不必加治。若强以通声开发治之，则误矣。

夫喑者，有言无声。经曰不能者，非绝然不语之谓。凡音出于喉咙，发于舌本。因胎气肥大，阻肾上行之经，肾脉入肺，循喉咙，系舌本；喉者肺之部，肺主声音，其人切切私语，心虽有言而人不能听，故曰喑。
肺肾子母之脏，故云不必治。

若《大全》解作不语则为心病，以心主发声也，与
子喑了不相干。若张子和有降心火之说，马元台有补心
肾之言，如果肾之脉络绝，则其病不治，岂有产后自复
之理乎？故经云胞之络脉绝，此绝字当作阻字解。如富
贵之家，及不明医理，必欲强治，惟有浓煎参麦五味
饮，空心服地黄丸，助肺肾之气以养胎可耳。切不可谓
痰闭心窍，而用化痰开窍通声之药，致误母子之性
命也。

参麦五味饮 见下卷晕厥门。

六味地黄丸 见本卷诸痛门，附六味地黄汤下。

腹内儿哭钟鸣论

妊娠腹内儿哭或钟鸣者，因腹中脐带上疙瘩儿含口
中，妊妇或登高举臂脱出儿口，以此作声。令妊妇曲腰
就地如拾物状，或令作男子拜揖状，或令扫地，其疙瘩
仍入儿口即止。亦有胎热不安而啼者，以黄连浓煎汁，
妊妇时时呷之即止。

胎不长养过期不产并枯胎论

妊妇有按月行经而胎日长者，名曰盛胎，其妇血气充盛，养胎之外，血有余故也。有数月之胎而血大下，谓之漏胎，因事触胎，动其任脉，故血下而不伤子宫也。然孕中失血，胎虽不坠，气血亦亏，多致逾月不产。曾见有十二三月，或十七八月，或二十余月而生者，俱是血气不足，胚胎难长故耳。凡十月之后未产者，当大补气血之药以倍养之，庶无分娩之患。

所以胎气本乎血气而长，其胎不长者，亦惟气血之不足。故有受胎之后而漏血不止，则血不归胎者；有妇人中年血气衰败，泉源日涸者；有因脾胃病，仓廪薄，化源亏，而冲任穷者；有多郁怒，肝气逆，血不调而胎失所养者；有血气寒而不长，阳气衰，生气少者；有血热而不长，火邪甚，正阴损者。种种不一。

凡治此病，则宜补、宜固、宜温、宜清，因其病而随机应之。胎气渐充，自无不长。然又有妊母气血自旺而胎不长者，此必父气孱弱，又当大剂保元，专补其气，不得杂一味血药助母，则子气方得受益。总之，胎之能长而旺者，全赖母之脾土输气于子。凡长养万物莫不由土，故胎之生发虽主乎肾肝，而长养实关乎脾土。所以治胎气不长，必用八珍、十全、归脾、补中之类，助其母气以长胎，免致多延日月。试观瘠薄之土，虽蓻不获，得沃泽灌溉便能成实，义可见矣。

其过期不产，有属气虚者，当补其气。有血虚气滞者，用补血行滞汤，服之即产。复有胎气因母举动失调，或所禀怯弱不能自固，致儿内失荣养，不能长发，仍不陨坠者，此与果实干萎在枝无异，名曰枯胎。惟宜急早资母血气，则胎自长。若失于早为滋养，以致萎燥既成，无能为矣。曾有孕妇十七月不产，自五月以后胎则不动，用丹参一味，日服七钱，两旬余胎下，已死而枯。又一妇十三月不产，脉来微结，用十全大补汤二十余剂而下，胎枯色白。如过期不产而脉沉细，但当脐下悸动，此为瘀积化水，当作鬼胎治之。

保元汤

治营卫不足。

黄芪三钱至六钱，蜜酒炙　人参三钱至一两　炙草一钱

水煎服。

十全大补汤

治营卫俱虚。

人参　黄芪蜜炙　白术土炒　茯苓　熟地　当归各一钱　川芎　白芍炒。各八分　肉桂　炙草各五分

姜枣引，水煎服。

补血行滞汤又名催生汤

治过月不产，又能催生。

当归酒浸　川芎　白芍炒　熟地　香附制。各一钱

桃仁去皮尖　枳壳麸炒　砂仁碎　紫苏各七分

姜一片，枣二枚，水煎服。

归脾汤见本卷胎漏小产门。

八珍汤　补中益气汤俱见本卷诸痛门。

鬼胎论又名夜叉胎

凡妇人气血充实，脏腑调和，秉心正真，则无鬼胎证矣。若荣卫虚损，精神衰弱，邪思蓄注，冲任滞逆，脉道壅瘀不行，状如怀娠，故曰鬼胎。然细究其理，鬼胎者，伪胎也。如人邪淫之念一起，则肝肾相火自动，有梦与鬼交者，非实有鬼神交接成胎也。即经所谓思想无穷，所愿不遂。白淫、白浊流入子宫，结为鬼胎，乃本妇自己血液、淫精聚结成块。血随气结而不散，以致胸腹胀满，俨若胎孕耳，非伪胎而何？

故鬼胎之脉，沉细弦涩，或有时虚浮，有时沉紧，忽大、忽小，皆阳气不充之验。其腹虽渐大而漫起重坠，终与好胎不同。当脐或脐下左旁虽微动，亦与真胎迥别。所以一见经候不调，就行调补，庶免此患。若停经瘀滞而得，即血癥气瘕之类，则病已成，当调补元气为主，而继以去积之药乃可。然欲于补中兼行，无如决津煎。欲去其滞而不猛峻，无如通瘀煎。若由阳气不足，或肝脾郁怒所伤，不能生发，致阴血不化而经闭为患，肚腹渐大，以加味归脾汤、加味逍遥散，再加去白陈皮八分。如干嗽，用蜜制治之自愈。此外，如狐魅异类之遇者，则实有所受，而又非鬼胎之谓，当于癥瘕类求法下之。

又常见妇人得孕经止，尺脉或涩或微弱，而无他病，此子宫正气不全，精血虽凝，而阳虚阴不能化，终不成形，每致产时而下血块、血胞，必大剂温补预调，而后方能成孕也。

决津煎

治妇人血虚经滞，不能流畅而痛极者。以水济水，若江河一决而积垢皆去，用此汤随证加减主之，此用补为泻之神剂也。

当归三五钱或一两　泽泻一钱五分　牛膝二钱　肉桂一二三钱　熟地二三钱或五七钱，或不用亦可　乌药一钱，如气虚者不用亦可

水二钟，煎七八分，食前服。

如呕恶，加焦姜一二钱。阴滞不行，非加附子不可。

如气滞而痛胀，加香附一二钱，或木香七八分。

如血滞血涩，加酒炒红花一二钱。

如小腹不暖而痛极者，加吴茱萸七八分。

如大便结涩，加肉苁蓉一二三钱，微者以山楂代之。

如气虚，少用香、陈之类，甚者不用亦可。

通瘀煎

治妇人气滞血积，经脉不利，痛极拒按，及产后瘀血实痛，并男妇血逆、血厥等证。

归尾三五钱　山楂　香附制　红花新者炒黄。各二钱
乌药一二钱　青皮　泽泻各一钱五分　木香七分

水二钟，煎七分，加酒一二小钟，食前服。

兼寒滞者，加肉桂一钱，或吴茱萸五分。

火盛内热，血燥不行者，加炒栀子一二钱。

微热血虚者，加芍药二钱。血虚涩滞者，加牛膝。

血瘀不行者，加桃仁二十粒，去皮尖，或加苏木、元胡之类。

瘀极而大便结燥者，加大黄一二钱。

加味归脾汤见本卷胞漏小产门，附归脾汤下。

加味逍遥散见本卷子悬门，附逍遥散下。

肠覃似孕并蓄血似孕论

妇人肠覃似孕，乃寒气客于肠外，与卫气相搏，气不得荣，因有所系，瘕而内着，恶气乃起，息肉乃生。其始生大如鸡卵，稍以益大，状如怀子，按之则坚，推之则移，月事以时下。此结气大肠，为气病而血不病，故月事不断，当用散气之剂治之。

其蓄血似孕，因多郁怒，经闭不月，腹渐大，初时人以为孕，至过月不产，诸证渐见。此蓄血子门，为血病，当破血药下之。

孕妇出痘论

凡孕妇出痘，热能动胎，胎落则气血衰败，而不能起发灌浆矣。故始终以安胎为主，外用细软之帛紧兜肚上，切不可用丁、桂燥热之品，及食牛虻毒物之类，以致触犯。其条芩、白术、艾叶、砂仁之类，与痘相宜者采而用之。

其初发热，则以参苏饮发之。痘既出后，则多服安胎饮保之。渴者，则用人参白术散加减。泻者，则用黄芩汤合四君子汤，内加诃子。血虚者，则以四物汤加托药。色灰白而起发较迟者，则用十全大补汤去桂服之。总之，不问轻重，悉以清热安娠为主。

更有孕妇出痘，正当盛时，忽临正产者，势必气血俱虚，亦只以十全大补汤大补气血为主。虚寒者，少加熟附。若腹中微痛者，此恶露未尽也，宜四物汤加干姜、桂心、木香、黑豆，用熟地黄而去芍药。盖恐寒凉，有伤生气，然有当用者，酒炒用之。若寒战咬牙，腹胀不渴，而足冷身热者，此乃脾胃内虚，外作假热也，宜参、芪、归、附、木香之类，一二剂而愈者吉，不愈者凶。若孕妇肥胖者，则气居于表而慊于内也，人参可多，黄芪宜少，多加带壳缩砂，切忌脱蒂果子之类。

至有痘将收靥，忽作泄泻，口渴饮水，小便短少，其痘胖壮红润者，此内热也，宜用五苓散，内加黄芩、芍药之类。若至滑泻不止，食少腹胀而足冷，痘色灰白，脉细无力者，此犯五虚必死之证也。

凡妇人方产之后，或半月左右，适逢出痘者，此无胎孕系累，惟气血尚虚，治宜大补荣卫为主。若痘出多者，则加连翘、粘子之类。大便自利者，则用肉果、炮姜之类。余即照常一例而治，不必多疑，反生他误。

至于孕妇出痘，在于初出之时胎落者，则血气虽为大虚，然热毒亦因走泄，兼之未经起胀灌浆，则血气未曾外耗，倘痘非险逆，加以大补托里，每多得生。

至于收靥之时胎落者，则毒已出表消散，亦多无事，但重虚而元气易脱，倍宜补益耳。若正当起胀灌浆而胎落者，则气血衰败，内外两虚，既不能逐毒以外出，则毒必乘虚而内攻，其为不救者多矣。

黄芩汤

治热痢。

黄芩　炙草　芍药各等分　大枣五七枚

水煎服。

参苏饮 见本卷喘急门。

安胎饮　四物汤 俱见本卷安胎门。

人参白术散 见本卷泄泻门。

四君子汤 见本卷胎逆上逼门。

十全大补汤 见本卷胎不长养门。

五苓散 见本卷泄泻门，附四苓散下。

妊娠麻疹论

妊娠出疹，当以四物加减，而加条芩、艾叶，以安胎清热为主，则胎不动而麻疹自出矣。然热毒蒸胎，胎多受伤，但胎虽伤而母实无恙也。

盖疹与痘不同，痘宜内实，以痘当从外解，故胎落毒气乘虚而内攻，其母亡；疹宜内虚，以疹当从内解，故胎落热毒随胎而下，其母存。虽然，与其胎去而母存，孰若子母两全之为愈也。

且古人徒知清热以安胎，不思疹未出而即以清热为事，则疹难出而内热愈深，是欲保胎反足以伤胎也。宜轻扬表托，则疹出而热自清，继以滋阴清解，则于疹于胎两不相碍，不安胎而胎自安矣。如疹出不快，宜白虎汤合用升麻葛根汤，倍加元参、牛蒡治之。胎气上冲，急用苎根、艾叶煎汤，磨槟榔服之，再以四物汤进之。热甚胎不安，服固胎饮数剂。如又不愈，腹疼腰酸，即知胎有必堕之机。如胎堕，即以产法论治矣。

升麻葛根汤

葛根　升麻　白芍　甘草各等分

水一盏，煎七分，温服。

此解表发散之方也。表热壮盛，邪实于表。经曰：轻可去实。故用升麻、葛根以疏表。所以然者，升麻能解疫毒，升阳于至阴之下，以助发生之气。葛根能解热毒，兼疏荣卫，以导起发之机。二味之外，又加甘草佐之，以和在表之气；芍药佐之，以和在里之荣。去其实邪，和其荣卫，风寒自解，麻疹自出。

固胎饮

止痛安胎。

地黄　川芎各五分　归身　人参　白芍　陈皮各一钱白术土炒　黄芩各一钱五分　甘草三分　黄连　黄柏各一分　桑上羊儿藤七叶，圆者

右细切，每服二三钱，入糯米二十粒，水一钟，煎至七分，温服。

痛加砂仁。

血虚加阿胶。

白虎汤 见本卷疟门，附桂枝白虎汤下。

四物汤 见本卷安胎门。

胎产心法卷之中

上谷　阎纯玺

脉诀歌

欲产之妇脉离经一息六至，一息三至，
皆曰离经。又云：脉如歇止，亦谓之离经，
沉细而滑也同名肾脉沉滑与离经同。
夜半觉痛应分娩，来朝日午定当生。
身重体热寒又频，舌下见脉黑且青，
卷舌流涎腹觉冷，腹中子女已归阴。
面赤舌青细寻看，母活子死是定断。
唇口俱青沫又出，母子双双入鬼案。
面青舌赤沫又频，母死子活定知正。
新产妇脉缓滑吉，实大弦急死相侵。
若得沉而小者昌，忽若坚牢命不长。
寸口涩疾不调死，沉细附骨不绝生。
吉凶生死全凭脉，诊者须教指下明。
《启蒙》曰：
欲产之妇脉离经，离经之脉认分明。
其来大小不调匀，或如雀啄屋漏应。
腰疼腹痛眼生花，产在须臾却非病。
《脉经》云：脉匀细易产，大浮缓，气散难产。

保产论

凡妊娠之于分娩，母子性命悬于顷刻，调理失宜，安反成危。将养有方，逆可使顺。故凡胎前诸证，当随证加减，保护调理，甫及临月。若妇女初产，原未惯经，不免惊畏失错。虽惯产之妇，然气血亦伤，又安得恃为无虞也。

是以保产之方，断不可废。故达生散宜用于八九月之时，而养胎、神寝等药，当用于临月之际。倘遇过月不产，则补血行气之方不可稍缓。至于居处失宜，顿仆动胎，及身居安逸，食物不节，忧乐不常，致胎气难转，或胞浆先破，恶水来多，胎干不下，则保生、千金不换、万全、保气、滑胎等剂犹宜，按证选方制服。

予家传胎产金丹，不特治胎前产后为第一奇药，即临产服之，保生易产，且胜催生诸药，更无产后诸患。若制此药备用，较胜诸药万万矣。

至于神煞、符咒，亦难谓尽妄。如受胎之后，胎杀所在，不惟损胎，甚至损母，俱宜谨慎。而临月安产，产下藏衣，犹为紧要，不可不知。至所谓雷公、招摇、运儿[1]力士、天狗等神方向，及生气方之宜向，祸害月、绝命方、八床方之宜避，昔人填入产图，使人知所趋避，似属太琐。若拘拘于图，又不免避此触彼之疑，不

---

1 《太平圣惠方》卷七十六"儿"作"鬼"。

若体元子[1]之借地法，既可以避神煞，又可以消俗疑，因并录之于后。

达生散

孕妇八九个月时，宜服数剂。

人参　陈皮　紫苏各五分　白芍酒炒　白术土炒　当归酒炒。各一钱　炙草三分　大腹皮一钱五分，用黑豆汁洗，晒　黄杨脑三个，即黄杨树叶梢儿也　葱白三根

水煎服。

春加防风五分、川芎五分。

夏加酒炒黄芩五分、酒炒黄连五分、五味子十粒。

秋加泽泻五分。

冬加砂仁五分。

或通加炒枳壳、砂仁。

胎动不安，加金银箔些须、野苎根一钱、生地黄一钱。

气上逼心，加柴胡、紫苏。

多怒人，加炒黄芩佐之。

食少者，加砂仁、炒神曲。

口渴，加去心麦冬、酒炒黄芩。

能食，倍加黄杨脑。此味瘦胎，若胎瘦不用。

有痰，加姜制半夏、炒黄芩。

---

1 《外台秘要》卷三十三作"体玄子"，改"元"系避清圣祖玄烨讳，下同。

予按：达生散，即紫苏饮方去川芎，加黄杨脑、白术。

又一方，无当归、白芍、白术。

秘传达生散

孕至八九个月服之，易产，奇效。

大腹皮三钱，黑豆水洗净　人参　紫苏连茎叶　陈皮　炙草　砂仁各五分　白术土炒　白芍酒炒　当归酒洗。各一钱　枳壳七分，麸炒

青葱五根，水煎，食前服。至十余剂，甚得力。

予谓前达生散，不及此方稳妥有效。但大腹皮体轻，此方用三钱，似乎太过，不若依前方一钱五分，或加至二钱，则此方更觉全美矣。

养胎散

宜与神寝丸兼用。

当归酒洗　川芎　黄芩　陈皮　白术土炒　制香附各一钱　白芷　甘草各三分　人参七分，人虚者倍之

水煎，去渣，调益元散服。

临产小便多者，不宜加益元散。

神寝丸

临月服之易产。气盛者可服，素虚者忌用。

乳香一两，透明者，另研　枳壳二两，麸炒

为末，炼蜜成丸，如梧子大。每早温酒送下三十丸。

保生无忧散

临产服之，补其血顺其气，自然易产。

当归酒洗　川芎　白芍酒炒　枳壳麸炒　乳香　木香血余

右等分，每服二三钱，水煎，日二服，神效。为末，服三钱亦可。

或胞肥厚，根蒂坚牢者，服之使其易产。

又治小产瘀血腹痛。

如临产胞衣既破，其血已涸，或元气困惫，非此药可治，急用八珍汤斤许，水数碗，煎熟，时饮救之，亦有得生。

千金不换方一名保产无忧散

当归酒浸　川芎　菟丝子各一钱五分　黄芪八分，蜜炙　白芍一钱二分，冬季用一钱　川贝母一钱，去心　枳壳六分，麸炒　厚朴七分，姜汁炒　蕲艾　羌活各五分　荆芥穗八分　生草五分

加生姜二片，水二碗，煎八分，空心服。临产不拘时服，制度分两不可加减。

如临产一二日前，觉动履不安，服一剂可保无忧。此方屡经试效。

保气丸

治孕妇居处失宜，顿仆动胎，服此宽气进食，瘦胎

易产。

制香附　木香各四分　山药二两　益智仁五分　砂仁粉草各一两　紫苏叶五分

为末，炼蜜成丸，如梧子大，每服二钱，滚水送下。

滑胎煎

胎气临月，宜常服数剂，以便易生。

当归三五钱　熟地三钱　杜仲盐水炒断丝　山药炒。各二钱　川芎　枳壳麸炒。各七分

水二钟，煎八分，食前温服。

如气体虚弱者，加人参、土炒白术，随宜用之。

如便实多滞者，加牛膝一二钱。

滑胎散

临月服之易产。

人参八分，如壮实不用　陈皮七分　川芎　制香附黄芩　紫苏　大腹皮各八分。黑豆水洗净　白芍炒　白术土炒　当归酒洗。各一钱　砂仁五分　炙草三分

加姜三片，葱头一个，水二钟，煎八分温服。

如冬月，加麸炒枳壳一钱。

《尊生》书云：孕妇月足临产，八珍汤预服十数剂，最易生育，再无难产之患。

家传胎产金丹

治妇人经水不调，诸虚百损，种子安胎，及胎前产

后诸证，应效如神。

当归酒洗　丹皮水洗，晒干，勿见火　蕲艾醋煮　延胡索酒拌，炒干　川芎　益母草取上头半截，童便浸，晒干　青蒿人多内热者更宜，不用亦可　白薇洗净，人乳拌　人参　赤石脂火煅，水飞亦可　白茯苓　川藁本洗净　白术土炒。各二两　生地酒洗，煮不犯铁器　鳖甲醋炙。各四两　香附共四两，醋、酒、盐、童便各浸制一两　桂心　没药去油　粉草酒炒。各一两二钱　北五味一两，去梗，焙　沉香六钱

以上共为细末，再用新鲜头次男胎紫河车一具，长流水浸半日，洗净。黑铅打成大铅罐一个，将河车放在铅罐内，再将黄柏四两，放在河车下，加白酒酿二斤，清水二碗，灌满铅罐，仍以铅化封口。再以铁锅盛水，将铅罐悬在锅内，煮两日夜为度，取出捣烂，和入药内，拌匀晒干。再研为末，炼蜜丸，弹子大，每丸重三钱五分，水飞朱砂为衣，再以黄蜡为皮，如蜡丸式收贮。治证开后。

一、妇人临产，米汤化服一丸，助精神气力，分娩顺利。

一、产下，童便好酒服一丸，神清体健，再无崩晕之患。

一、产后，每日服一丸，服过五日，气血完固，自无他病。

一、行经后，川芎当归汤服一丸，服之三日，必然有孕。

一、苦于小产者，胎动欲产，白滚汤服一丸，睡半日其胎自安。每月常服二三丸，保全足月，分娩无忧。

一、产后血崩，童便、好酒服一丸，即止。

一、产后血晕者，当归川芎汤服一丸，即醒。

一、产后惊风，防风汤服一丸，即解。

一、儿枕痛者，山楂黑砂糖汤服一丸，即止。

一、胞衣不下，干姜炒黑煎汤服一丸，即下。

一、产后虚怯者，川芎当归汤每日服一丸，十丸全愈。

一、凡产后诸证，俱加好酒、童便服，皆保命护身，回生起死，其功不能尽述。家有孕妇者，宜早备之。

催生万全汤见本卷催生门。

益元散见下卷淋证门。

八珍汤见上卷诸痛门。

胎杀方位孕妇宜避

正月在房床。二月在窗户。三月在门堂。
四月在灶。五月在身床。六月在床仓。
七月在磨碓。八月在侧户。九月在门房。
十月在床房。十一月在炉灶。十二月在房床。

子丑日在中堂。寅卯辰酉日在灶。巳午日在门。
戌亥日在房。未申日在篱下。

房中游神方位忌安床换帐

甲辰、乙巳、丙午、丁未日，在房内东。
庚子、辛丑、壬寅日，在房内南。
六戊、六己日，在房内北。

生子宜向方

子午卯酉日，宜西南。
寅申巳亥日，宜西北。
辰戌丑未日，宜东南。

安产藏衣宜向方

正、三、五、七、九、十一月，壬日安产，丙位藏
衣。其余皆双月，甲位安产，庚位藏衣。

又云：藏衣忌太岁方、三杀方。宜用稍大、平稳瓷
瓶，将衣胞内安入五种果子，如枣儿、莲子之类，每样
数枚，宜单，取再生儿之意。并将胞埋深土，以防畜类
刨挖。安放平稳，令儿不惊，瓶器稍大，儿不吐乳。至
于游年白虎杀神，安产藏衣俱忌，太岁退一位即是也。
如子年在亥，丑年在子，余以类推。

体元子借地法

凡孕妇临月，择天月二德吉日，令善书者，先期斋戒三日。至日，汲新水研朱，于黄纸上焚香，书曰：东借十步，西借十步，南借十步，北借十步，上借十步，下借十步，壁方之中四十余步，安产借地。或有污秽，或有东海神王，或有西海神王，或有南海神王，或有北海神王，或有日游将军，白虎夫人，远去十丈，轩辕、招摇举高十丈，天符、地轴入地十丈，令地空闲。产妇某氏安居，无所妨碍，无所畏忌，诸神拥护，百邪速去，急急如律令。书毕，贴孕妇墙壁上，则不须避忌矣。

临产须知十四则

一、孕妇似产未产须知：凡胎孕临月，胎忽乱动而腹痛不甚，或作或止，或一二日，或三五日之后方生，名曰弄胎。不可孟浪坐草，须静以待时。或胎水已来，腰不酸痛而不生者，亦曰弄胎。所以有沥浆生，其浆流一二日不产，俟流浆渐少方生。倘浆来过多，恐胞干难产，亦非所宜，须八珍时服，助其血气可望无虞。

又有一月前，忽然腹痛，状如即产，却不产者，名曰试月。又有腹虽痛而腰不酸痛，脉未离经而不产者。又有腹虽痛而未下垂，胎虽转而儿身未正，亦非当产时也。要知腹中痛阵，乃儿破衣转身也。气壮者转身自易，气弱者转身较难，衣薄则破速，衣厚则破迟，所以有腹痛一二日方生。凡孕妇须当宽心，以待其自然之势，切不可乱用气力强产，以致枉命。

至于自然当产之时，必有紧阵，如脐腹痛急，腰酸重痛，眼中如火，肛门迸急等类齐至，待儿身已正，头到产门，用力一送即下。然亦有腹觉微痛或腹竟不痛，止觉腰酸下坠而产者，盖肾候于腰，胞系于肾故也。古人云：时至自然分娩，譬如登厕，未急不能催，时急不能止。此理虽俗，知此免患。

一、临产自有先兆须知：凡孕妇临产或半月数日前，胎腹必下垂，小便多频数。至欲产时，脉先离经，拭捏产妇手中指中节、或本节跳动，方是临盆时候。

一、转胎调摄须知：凡孕妇儿身转动，其腹必痛，虽迟日不生，切勿惊怕。且令人扶持在房中行走，或倚物而立，直其体腹。倘精神稍困，则以被褥壅垫脊背，仰卧少顷，又令行立。听腹中慢慢转身，虽迟无害。且宜稍宽裙带，以便儿在腹中转舒有余地也。若不禁痛苦，或伛偻屈曲，斜倚侧靠，胎中不免为之拥挤，迷其出路。稳婆不解此理，但见生迟频频试水，误伤胎破，或风入产户而成肿胀，或胎未至而胎水先干，分娩愈难矣。遇此者，惟令产妇勉强饮食，调其气息，或用活血滑胎之药佐之活血滑胎药方，俱见催生门，候子逼门户，方尽力一努，胎随浆下矣。此乃瓜熟蒂落之理，切不可预使气力，令精神失倦，临期反致疲困，此产家最要紧处。

曾见一妇临产畏痛，曲身坐卧，以致胎元转动不顺。儿出胞时，寻到产门，被母曲身遮闭，因不得出。少顷再转，母又护痛再闭。如此两三遭，则子无力而不能动，至于难生。人又见子不动，则谓死胎，其实子无力，非死也。随令产母正其体腹，不时行动坐立，心安气和，勉强饮食，俟儿少停气复，再转至产门，果顺易生下。

一、稳婆宜加选择须知：凡孕妇临产，当选年高有经识稳婆，及纯谨妇女一二人扶持。倘误用无知孟浪妇女收生，不审察是正产与转胎，一见腹痛，乱将双手摸孕妇腹上，夹腹两边重按，欲其直下，以免横生，此第一误人性命者。夫腹初痛，则胞衣未破而欲破之时也。儿将分娩，心中亦有灵性矣。见腹外揣摩，儿不知为何物，遽生惊恐，则缩不敢动，胞衣又何时而得破乎？更有稳婆无知害人，私用手指掐破水衣者，极须防范。

夫胞浆乃胞内养儿之水，儿既折破，自随水而下。若过时不得分娩，是胞元无力，转头较迟，恐致浆尽血来，闭塞道路，令子无路可通，胎涩不行，用保生无忧散以固其血。如血已耗，八珍汤加益母草浓煎，时饮之。倘元气困惫，急用上好人参两许，当归二钱煎饮。饮尽再煎服，助其气血最为得力。舍此而用催生耗气诸药，总无一效也。或先服八珍补养气血，次煎浓葱汤，令稳婆洗产户，使气上下通畅。更用酥油、滑石涂产门，次服催生万全汤亦妙。

一、临产避忌须知：凡孕妇临产之月，不可洗头濯足，犯者胎多难产。若至临盆之际，凡系门窗箱笼瓶瓮之属，俱宜松开。以及一切外来亲戚，并孀妇闺女，丧孝尼姑，与秽污不洁，或月经适至，或原有体气妇女，皆足以触胎致殃，俱宜防备避忌。俗忌多人知觉，盖多一人入房，则多一时迟延。此虽俗论，却有至理，恐产妇心烦，以致难产也。

一、临产宜肃静须知：凡孕妇临盆，房中不得喧闹，即有意外紧事，户外不得叫喊。倘令产母恐惧惊心，则胎滞气结不行而难产。经云：惊则神散，忧则气结，恐则气怯，怯则上焦闭，闭则气还，还则下焦胀，气乃不行矣。此气结不行以致难产。更有产母两尺脉绝，他脉平和，此乃下焦胀，气闭不行难产之脉，急用紫苏饮，散结行气而产矣。

一、临产饮汤须知：凡孕妇分娩之时，心下烦闷口渴，用白蜜半杯，温汤化开饮之。如欲饮水，但可与清米汤饮之。盖蜜能润燥滑胎，米饮能助中气也。有人临产进饮食及服药而皆吐出，吐后仍进饮食服药，使其人不乏力，不干涩，亦自立下，不必虑其吐出也。是以产母不可令其饥饿，饥则中气虚乏，无力送胎。须少用粳白米稀粥，或饮以母鸡煮汁。但不可食肉及坚硬食物，恐凝于上焦，气不得下，不惟难产，须防内伤。又不可太饱，常令稍饥为佳。盖饥则气下，气下则产速也。予谓口渴不能食及吐，须饮以独参汤最妙，且能催生。

一、孕妇产异须知：凡妇人常产之外，有异产者八，曰横产、逆产、坐产、碍产、偏产、胀后产、盘肠产、浪脐产等名。皆由孕妇气血亏虚，或坐草、探水、用力太早所致。凡遇此等异产，须令产母仰卧，勿得惊惧，选其历练有经识稳婆料理。各产治法，列之于后。

如横产手先露者，世传为觅盐生。令产母安心仰卧，以盐涂儿手心，再以香油抹其所出之手，稳婆轻轻送入。或儿手得盐，肌肉腌螫，且痛且缩而收者。待儿转身头正，扶起产母，用力一努，儿即出矣。

如逆产足先露者，相传为踏莲花生。令产母仰卧，不必惊忧，用盐涂足心，亦用香油抹其所露之足，稳婆轻轻送入。候儿转身头正，用力生下。

凡遇横逆之产，母子存亡在顷刻，若无急救之方法，何以成医之神圣欤？其胎产之所以致横逆者，或因儿身尚未转顺，方转至手足，被产母用力逼出。或因产母气血素亏，其子无力转身而手足先出者，俱速用涂盐、抹油法送入。其用力逼出手足者，送入犹易转正，勿药亦可。若素虚无力转身者，急煎救逆汤服之，助其气血。送入少顷，儿自有力转身，俟头正产门而生下矣。但儿之手足，切不可任其久出，更不可令其多出。若见儿手或足略出时，则急以盐涂法治之。若出多及时久，则手足青硬，难以送入而子必伤。切不可误听凶妇用刀断儿手足，一动刀刃，子必腹中乱扰而伤母矣。世有用针刺儿手足者，有治逆产用手抓儿足心者，予谓恐儿惊缩，有伤触母心之虞，不若盐涂为便也。

如坐产臀先露者，世俗为坐臀生。令产母仰卧，亦如前法抹油推入。候儿转运扶正，然后用力送出。或于当高处，牢系手巾一条，令产母以手攀之，轻轻屈足舒伸，以开生路，儿即顺生。

如碍产，乃门户俱正，儿亦露顶而不下者。此必脐带绊住儿肩，俗名背包生。亦令产母仰卧，稳婆轻轻推儿向上，以手中指轻按儿肩，摸去脐带，扶正儿身，一努即生下。

如偏产，乃生路未正，被产母用力一逼，儿头偏抵产户不下者。不知者但云儿已露顶，非顶也，乃额角也。亦令产母仰卧，轻轻推儿近上，以手正其头，用力一送即下。

如胀后产，乃儿头后骨偏柱产母谷道不得下者。令稳婆以棉衣炙暖裹手，急于谷道外旁，轻轻推头令正，然后用力即生下矣。或用膝头令产母抵住亦可。

如盘肠产，子肠先出者，世人莫不惊畏，然无妨碍。令产母安心仰卧，急将净盆盛温水，冬则再加稍热，加入香油养润，待儿并胞衣俱下，稳婆香油涂手，徐徐送入。令产母两足夹紧谷道，肠自收上。有用醋和冷水令人喷面，一喷一收，以渐收之。又有神应丹贴法。然此喷贴之法，肠虽可收，予恐误事，不若皂角末吹鼻，嚏作自上。又有肠被外风吹干不收者，用磨刀水少许，火上温过，以润其肠，后用好磁石煎汤一盏服之，其肠自收。又有儿并胞衣下后，膀胱即尿胞壅出产户者，同前法送入。凡此子肠膀胱先出，皆平日气虚，因努脱出，并用力太早，内脏动摇，气虚下元不固，关键不牢之故。若此番经过，须防下次，此后无孕时，多服地黄丸加五味子、肉桂各一两，以固下元之关键。及有孕，多服胡连丸加人参以补气，又服三补丸以凉血。如滑胎、瘦胎等剂，不可轻服。八个月时，宜服八珍加诃子、瞿麦、粟壳、蜜十余剂。予意须预服补中汤升提之药于前，庶临盆可免。较之服胡连、三补以及粟壳等药，稳妥而不繁杂也。

如浪脐产，胞衣脐肠先出者。凡儿出胞时，头必转向产门，自然正产。若无力转运，脚踏胞衣脐肠先出，急令稳婆理清推入，稍俟气平，乘势就其脚下，不可推转久延，久则脐肠复下，便难收拾矣。

一、临产双生须知：凡孕妇临产，一儿已下，又见一儿，此系双胞。惟稳婆自知之，只云取胞，待生下方言，恐惊母成产患也。

一、候胞衣生下须知：凡产母生子出户时，人即以两手抱产母胸前，产母亦自以手紧抱肚腹，令胎衣下坠。如胎衣来迟，切勿慌忙，用草纸烧烟熏鼻即下。如再迟，则急断脐带洗儿，仍用软帛物系坠脐带。此带极脆，系时尤宜轻巧牢固，然后截断。若不断脐带，恐血反潮入胞中，胀而不下，攻心则伤。如稳婆谙事者，能以手指取下甚便。取法见后胞衣不下门。

一、闷脐生须知：凡儿产下即啼，此正理也。如儿下地，气闷不啼，相传瘄生呼父乳名，手拍儿股即啼者，此理亦未讲明。盖儿粪门有一膜，闷住儿气，故不能出声，拍之则膜破而能叫哭矣。如拍之犹不破，须令女人中有轻巧者，以银簪脚轻轻挑破甚便。或不能挑，急用棉絮暖衣，将儿紧包，抱于怀内，勿令散放，未可遽断脐带，速用热水浸其胞衣，寒天则置炭火中煨之，仍作大油纸捻，点灯于脐带上往来燎之。盖带连儿脐，久则热气内鼓，其膜自破。膜破则出声而苏，方可断带洗浴。

亦有用蕲艾为捻，香油浸润，熏脐带至焦，使热气内鼓破膜。又一法用灯心囟门点爆数下，均治闷脐生法也。

一、儿生即死须知：凡儿生下即死者，急看儿口中，前上腭上有泡，以手指摘破，用帛拭血令净。若血入喉即死，去血即生。其泡中白米如针嘴尖，亦须刮去，不可令其入喉也。

一、冻产须知：凡孕妇临盆，时值冬月天寒，产母经血因冷则凝，致儿不能速下。务于房内四处，设炉置火，常有暖气如春。且下部不可脱去棉衣，并不可坐卧冷处。使产母背身温和，脐下腿膝间常暖。血得热则行，儿自易生也。炭须在房外烧红送进产房，否则生炭气味，恐产妇发晕。

一、热产须知：凡盛夏产妇，要温凉得所，用冷水房内洒洒，或多放水盆，或远设冰块，以解其郁蒸之气。若遇风凉阴雨，亦当谨避，不可贪凉，恐增疾病。房内不可人多，恐热气逼袭，令产母心烦，热血沸腾，有郁冒冲晕之患。

救逆汤

治产母气血素亏，子无力转头，手足先出。
人参一两　当归三两　川芎二两　红花三钱
水煎速服。久之不顺，再煎再服。

三补丸

专治血热。

黄芩炒　黄连炒　黄柏炒

各等分为末，蜜丸，白汤下。

八珍汤见上卷诸痛门。

保产无忧散见本卷预服易产诸方。

催生万全汤见本卷催生门。

紫苏饮见上卷安胎门。

神应丹见本卷催生门。

六味地黄丸见上卷诸痛门，附六味地黄汤下。

胡连丸见上卷安胎门。

补中益气汤见上卷诸痛门。

难产有五因

一、凡妇人怀孕，惟赖气血养护，时常行动则气血周流，胞胎活动，骨缝关节处亦常松动，临产自易。如久坐久卧，气不运行，血不流顺，胎亦沉滞而不活动，骨节亦紧而不松泛，故令难产。常见田野劳苦妇女，忽然途中腹痛，立便生产可知。

一、胎之所以养，赖母之所嗜，因子母之气，呼吸相通，是以胎之肥瘦，在母之素日奉养厚薄何如耳。如母平时恣食厚味，不知节减，多致胎肥衣厚而难产。常见糟糠之妇，容易生产可知。

一、古者，妇人有孕即居侧室，不共夫寝，恐欲火动中，气血沸腾而消耗。胎系胞中，全资气血育养，一有所犯，五月以前，故多胎漏小产；五月以后，每致胞厚难生。更且漏泄胎元，子多不寿，疮痘疹毒，子疾难医。不然，但看马牛犬豕，胎胎易，个个存，何也？盖因马牛犬豕一受孕后，绝不交合，而人受孕不能禁绝，矧有纵欲无度者乎！人畜不同，禀生则一，可不慎欤？

一、凡新妇初产，神气怯弱，未曾经惯，切不可与言产变之事。恐怀忧惧，心悬气馁，原本易生，反成难产矣。况子户未舒，更恐护痛，腰屈不伸，展转倾侧，撩乱多时，精神困乏，儿不得出。即中年妇人生育既多，气血虚少，均虑产时艰难。气血虚少，精神困乏，俱宜独参汤催生甚妙。余则参看临产须知，并催生及交骨不开门。

一、孕妇有素常虚弱，饮食减少，至临产乏力者。或因儿未欲出用力太早，及儿欲出母已无力，令儿停住。产户干涩，产亦艰难。用催生万全汤最妙，或独参汤催生亦妙。有等妇人临产不能饮食，用人参三二钱煎汤服之，大助精力，甚于肉食百倍。

催生论

经曰：一息不运则机缄穷，一毫不续则霄壤判。所谓气血周流，循环一身，无有间断也。是以妊子者，儿在腹中，母子一气流通，全赖浆水滋养。十月数足，其子形神俱备，气血完全，忽如梦觉，自然求路而出。儿既出胞，母子分体，呼吸殊息，岂可久羁于内，而使气血不运不续哉。所以产子譬诸果熟蒂落，有自然分体之势，岂可早用催药以逆其性？至于催药，原为调扶失宜致成难产，不得已而用也。如胎壮则随浆易产，何必用药催生。若胎弱则转慢迟生，有致困乏浆干，瘀塞不下，横逆、子死、难产等类。治者滋其荣，益其气，使子母精神接续，运行得力；温其经，开其瘀，使道路通畅，子易转舒。再得老成稳婆，在外细心接取，自获大小平安。切勿用力太早，虚费精神，猛剂催生，反伤血气。更不可妄信符水，况符水非得真传，亦未必灵验。且血得寒则凝，血凝则胎亦滞矣，何能望其速生也。

夫产育一门，全仗气血用事，无补精神之药，焉图胎产之功？徒伤气血之和，反贻产后之疾。加独参汤者，大补元气，助精神而生津液，临产服之易生。再如催生万全汤，细心周匝，补接开导，升降温行，产际用之催生甚为有益，产后亦备得其宜，是以名为万全汤者矣。后开催生诸方以备择用，其内有治横逆产者，当用"临产须知"内手法施治为上。但恐人又不善用手法，致产母经久困乏难生，不得不借药力，助其气血精神，使儿转正速生也。丹溪用佛手散治死胎不下，并催生最效捷。予曾用胎产金丹催生，死胎亦下。再催生汤催生，甚稳而效。

独参汤 [1] 附论

催生第一方。

人参二三钱或四五钱

论曰：人参固为催生之妙品，然用之不得其法，往往有失误之处，而人不知觉也。若生产之痛阵未来，儿先必转胎腹痛，人未明此理，以为将生之时，即煎参汤与饮，助其气力，未免失之过早。如产母平素气血亏虚，则有益无害。若遇壮实妇人，并非因虚难产，致提固胎气，上逼心胸，胀闷不下，反成难产矣。如生阵已来，腰酸腹痛，谷道迸迫，目中流火，适值儿正出户，方饮参汤，且一饮而尽，岂不失之过迟而急？及产下之后，正欲逐瘀之时，其参力方锐，瘀血受补凝滞不行，势必上行奔心等患。且有用至一二两者，尤宜慎之。是以古人治产后非急证不用人参，且多以芎归合用，其意深矣。

予谓临产之时，预备上好人参四五钱，如产妇少壮，临盆安顺，亦无需参汤以助其力。如中年产妇，产育过多，或平素瘦弱，或生产艰难，经日不下，或错过生阵，或乱用气力，以致气乏力倦，及至正产之时，反无力送胎，可用人参二钱或三钱煎服，自然易产。至于

---

1 原书目录为"催生独参汤"。

寻常生育，恐临期艰难，预用人参二三钱，煎就，用重汤温着，俟浆胞破时，令产妇饮两三口以助气力，少停再饮二三口，频与漫服，不过助其气力以催生耳。生下即已，不必多参尽饮以招尤也。或用上好人参一枝，含口内，生津助气亦妙。至于横逆等生，须用前论手法施治，再服参汤以助之。盖人参能补气升提，使产母不至倦乏，亦能令儿升举，转身为顺，自易生矣。

催生万全汤 附论

人参三钱至五钱，大补元气以为君　当归三钱，大补荣血以为臣，去芦　川芎一钱，入肝以疏郁滞，少寓升提之性，则降下之药得力　桃仁十三粒，不去皮尖，捣碎，取苦可去旧，甘能生新，滑能润下　干姜一钱，温能通行血分，炒焦黄色则令其下降而遏其上升也　炙草六分，令其药性少缓，中宫得受补益，不使即为下坠也　牛膝梢二钱，既能下行，复走十二经络，令其经络无壅，则气血效力，以为运行推出之势　红花三分，多则破血，少则活血生新耳。酒炒　肉桂临煎方去皮，切碎。六分，冬天用八分。借此引经，率领诸药直入血分，且温可通行散瘀，则生产自易

加胶枣一枚，水煎，食前温服。

如产妇壮实及无力服人参者，去参用之，其催生之效，尚能倍于佛手散多多矣。

论曰：妇人临产，关系母子性命，实存亡顷刻之时，是以古人立方甚多。然产育乃大伤气血者也，其难产又多由气血不足，产后诸疾，固属气血大亏，然产后

诸虚，皆因产前所致。奈佛手散、兔脑丸及葵花、益母诸方，无非活血顺气，滑胎破瘀，温暖通窍，以图运行推出之势，全不管运行推出之源。产妇精力壮者，借此开导得以易生。倘气血不足，则虽有催生开导之功，而无运行药势之力，抑何补哉？至于手握石燕，足贴蓖麻，设遇实证、顺证，假此安心候时。如当气血精神亏极，用此敷衍之方，神气内竭，势如隔靴搔痒，不调气血，而强用催生，何以为运行之具？徒存虚名，而无实效，误人性命于顷刻，岂不痛哉？惟达生散立方平正，奈只可调理于产前；生化汤用意甚深，又只可调理于产后，并非可济危急催生之用者。今万全汤乃体二方之意，合成一方，务取万全，屡用甚验，故以万全名之。先以调补气血，佐以散瘀，下降，温中，使气血得力，自能健用催生，此不催之催也。故用人参、当归为君，培补气血，壮其主也。少加桃仁、川芎、黑姜、炙草、酒红花温中而散其瘀也。牛膝梢、桂心温行导下，使无上逆冲心之患，不惟催生神效，产后更无瘀血凝滞，百病不生。补而兼温则不滞，温而兼补则不崩。升少降多，则气得提而易下；降而兼升，则瘀自去而新自归。补多泻少，邪去而元气无伤。苦少甘多，瘀逐而中和仍在，岂非万全催生者乎？

催生佛手散

全当归一两　川芎五钱　龟板七钱，酥炙透

水煎服。

一方去龟板，加益母草三五钱。

油蜜饮

治产难数日不下，并沥浆胞干。

白蜂蜜半碗　　正麻油半碗

共一碗，煎一二沸，掠去浮沫服。

一方加童便服。

三合济生汤

治临产艰难，一二日不下，服此自然转动下生。

当归三钱　　川芎二钱　　枳壳二钱，麸炒　　紫苏八分
大腹皮一钱五分，姜汁洗　　甘草七分

水煎服。待腰痛甚，服之即产。

鱼胶散

治难产。

鱼胶五钱，同面炒成珠，去面，将胶研细末，用热酒冲
服，少顷即产

催生简易方

催生时药不便，就将本年大统历日黄纸壳面，刊有
钦天监奏准云云，并有印信在上者扯来，不要人见，用
火烧为灰，将灰调酒一杯，与产妇吞之，即时产下。又
有请本地方官或府、州、县差签一枝，在签上朱书：某
县知县某人要写名字，在此立候催生。将签字倒竖于产

房门槛内，即刻产下。仍即将签缴回本县。奇验奇验。

催生如意散

临产腰痛，方可服之。

人参一钱　乳香一钱　辰砂五分

共为末。临产时，用鸡子清一个调药，以生姜自然汁调开，和匀冷服。如横生、倒产，即时转正，子母全安。

催生芎归汤 即佛手散，但与佛手散煎服之法不同耳，故又名催生芎归汤。

治因事触胎，子死腹中，疼痛口噤。用此探之，不损则痛止，子母俱安，损则立下。临产催生，并治横逆、难产等证。

当归六钱　川芎三钱

水二钟半，煎欲干时，入头酒一钟，煎沸温服。口噤，灌之。如人行五里再服，不过三服即生。

有一妇人，生产三日不下，用此方加入益母草二两，酒水各一碗煎饮，服之即生。

曾有人止用本方，治横生、倒产，频服顺生，屡效。

葱白益母汤

治难产。

益母草五钱　葱头三钱

用纹银一锭，要重四两，水二碗，煎一碗，服之即生。

神柞饮

催生甚速，并治横逆、倒产，死胎在腹。

生柞树刺枝如小指大者一握，水洗净，切碎。一叶一刺者，处处有之　甘草五钱，一方五寸　新汲水一碗半

用新瓦罐，入水与药于内，以纸三层密封，文武火煎八分，温服。不煎渣。

凡觉腹疼腰重，欲坐草时，即将此药温服一盏，便觉心下开豁。如渴，又饮一盏，觉下重便产，更无难生横逆之患。若遇横生倒逆，不过三服即正。子死腹中，不过三服即下。能保母子两全，最为神验。曾有一妇横产，儿手先出，致胂肿胀。欲截其手，不保其生。屡服催生药不效，以此药浓煎一碗与服，顷刻苏醒。再与一碗，困睡少时，忽云我骨节都拆开了，快扶我起来。血水涌下，拔出死胎全不费力。此方救人，百发百中。然据《石室秘录》云：宜慎用。论见后加味神柞饮方中。

《秘录》加味神柞饮 附论

治儿头已到门，久而不下，此交骨不开之故。

柞木枝一两或五钱　当归二两　川芎一两　人参一两

煎汤服之。如儿头到门，久而不下，服此少顷，必然一声响亮，儿即生矣。正至奇至神之方也。

论曰：倘儿头不下，万万不可用柞木枝。盖此味专开交骨，儿未回头而儿门先开，亦死之道。故必须儿头到门，而后可用此方也。予谓前方独用柞木枝，治横逆

及难产，且云欲坐草时，即温服一盏。须防太早有失，不若俟儿头到门，久不下时，服之为当。

乳朱丹—名开骨膏

治难产，并交骨不开。

乳香不拘多少

或遇三月三日，五月五日，七月七日，研细，用猪心血为丸，梧子大，朱砂为衣，晒干，收藏。值难产者，以凉酒化下一丸。不产再服。或莲叶蒂七个，水二钟，煎一钟，化服，神效。

伏龙肝散[1]

治横逆难产。

伏龙肝即对灶心之土，多年红者佳

速研细末，温酒调下一钱，儿头即带土而出矣。

二蜕散

治横逆难产。

蛇蜕全一条　蚕故纸[2]—张

二味，新瓦瓶内盐泥固济，烧存性，为末。煎乳香汤调下一钱，连三服神效。《纲目》：煎榆白皮汤调下一

---

1 原无"散"字，据原书目录补。
2 蚕故纸：又名蚕蜕纸、蚕退纸、蚕连纸、蚕布纸、蚕沙纸等，为蚕蛾科昆虫家蚕蛾卵子孵化后的卵壳。

钱。予谓此方药峻，宜慎用。

胶葵散

治横逆难产。

阿胶一两，蛤粉炒成珠　黄葵子一两

每服四钱，水煎服。

催生如神散一名黑神散

治横、逆产，并治月水不止，崩漏证。

百草霜血得黑则止。胞水过多，催生可用　白芷各等分，不见火

为末，每服二钱，以童便、醋和如膏，加沸汤调，连进三服，能固血又免血涸。

一方加滑石，每服三钱。

催生如圣散

治胞水干涩，儿在腹中不动。或浆血来，闭塞道路，难产之证。

黄葵花二钱，焙干

为末，热汤调下，神效。或有漏血，胎脏干涩，难产痛剧者，并进三服，良久腹中气宽，胎滑即时产下。

如无花，以黄蜀葵子，为末二钱，酒服亦可。

如胎死不下，红花煎酒调下。

经验方：用子四十九粒或三十粒。歌曰：黄金丙子三十粒，细研酒调能备急，命若悬丝在须臾，即令眷属

不悲泣。

手握丹 即兔脑丸

治产妇生理不顺，临产艰难。

十二月兔脑髓去皮膜，研成膏　乳香一分，研细。一方二钱，无麝香　母丁香一钱，研末　麝香一字，研细

将药研匀，用兔儿脑髓和丸，如芡实大，阴干，油纸封贮。每一丸，温水送下，则男左女右手握出。

琥珀黑龙丹

治临产难生，或胎衣不下，产后血晕，不省人事，血崩，恶露腹中刺痛，血滞浮肿，血入心经，语言颠倒，血风相搏身热头痛，胎前产后诸证。

五灵脂酒研，澄去沙　当归酒洗　干地黄　川芎　良姜各二两

右入砂锅内，纸筋盐泥封固，煅红，候冷取出研细。

百草霜三钱　乳香　生硫黄　琥珀　花蕊石煅，各二钱

右五味计一两一钱，为末，同前研细之药和匀，米醋煮面糊为丸，如弹子大。每临用，炭火煅药通红，投入生姜自然汁浸碎，以无灰酒、童便相合，顿服。予谓此药峻厉，亦宜慎用。

催生起痘神验方

治难产，并治痘疮不长、不浆。

山羊血七八分，或一钱

此血用酒化开服之，顷刻即产，且不伤人，又无产后瘀阻血晕之患。有云：此血仍聚儿顶而出。

又治小儿出痘不起长、不灌浆，亦用此血。量儿大小，或几厘，或一二分，或三四分，加以酒酿化服。其痘不起长者，即起长；不灌浆者，即起浆。与用鸡冠血酒酿之意相同，然鸡冠血不如山羊血多多矣。

《尊生》救生汤

治难产并交骨不开。

全当归一两　川芎二钱　龟板一片，酥炙脆，打碎头发一握，烧灰存性

酒水煎服。虚人或产多力衰者，加人参二三钱，如人行四五里即下。不下，急宜再服，其他催生药皆受伤。予谓此方即加味芎归汤，分两虽殊，药味则一。《尊生》用之而验，多在虚人加参之力耳。

神应丹又名万全膏

蓖麻子七粒，去壳

将蓖麻研如泥，入麝一分，再研成膏，涂产母足心。胎下即洗去，迟则恐子肠出也。如子肠出，即移涂产妇顶心，肠即收上，速去之。此方催生下胎虽速，药性猛峻，用者慎之。

一方，蓖麻子四十九粒，去壳研烂，治盘肠产。敷在产妇顶心，待肠收尽而急去之。

催生汤见上卷胎不长养门，又名补血行滞汤。

胎产金丹　达生散　保产无忧散　滑胎散以上俱见本卷保产门预服易产诸方。

救逆汤见本卷临产须知。

紫苏饮见上卷安胎门。

脱花煎见本卷子死腹中门。

丹溪佛手散见上卷诸痛门，附佛手散下。

子死腹中论

凡孕妇胞衣未下，急于胎之未生；子死腹中，急于胎之未下。盖胞衣未下，子与母气尚通呼吸。若子死腹中，则躯形已冷，胞脏气寒，胎血凝洰，气不升降。欲下死胎，若以至寒之药用之，不惟无益，而害母命者多矣。所以古人有用附子汤，使胞脏温暖，凝血流动，以附子能破寒气堕胎也。又有因患伤寒、热病、温疟之类，胎受邪热，毒气内外交攻，因致胎死，留于胞脏。古人深虑胎受毒气，必然胀大，故用朴硝、水银、硇砂之药，不惟使胎不胀，又能使胎形化烂。再副以行血顺气之药，死胎即下。此古人立方之意，后人遵意仿而行之，所以有立候下胎散一方。然药味俱多峻厉，且有烂肉之能，即遇壮实村妇，予犹未敢轻用，又何敢施于富贵弱质之体哉？

况予屡见死胎，人不慌迫，亦能迟迟生下，并不伤母，其故何也？盖人腹中极热，食物入内俱化，其胎虽死，若产母不惊恐，能安心饮食，腹内热气熏蒸，胎自柔软腐化。亦生而不伤母，但所出秽气，令人难闻耳。予每治胎死不下，用胎产金丹一粒服下，顷刻即生。

但子死在腹，其故多端，要不过急去其死胎，以安产母。如胎气薄弱，不成而殒；如产母久病胎萎而死；如胎肥气滞，恶露已尽，致胎干子死身冷，不能出；如临产孕妇护痛，两足不开，夹住儿头以致子死；如阃阈忍耐，当值之人不善扶持，紧抱其腰，伤胎而死；如生路不顺，逆侧等证，稳婆蠢厉，用手莽撞，伤子而死；如脐带缠项，气绝而死。如儿头到门，交骨不开，久而不下，以致子死；如孕至五七个月，胎漏、跌仆、时证等类，伤胎而死。用乌金散，脱花煎，香桂散，牛膝、琥珀等丸，新法下胎，神柞饮类，择其宜服者服之，死胎自下。

又有双躯，一死一生者，不可不知。但双躯之脉，三阳俱盛。如少阴肾脉微紧，血即凝浊，经养不周，胎即偏夭；或因难产，一死一生，不去其死，害母失胎，《千金》神造散主之。

但恐虚弱人下胎，或有贫富不等，医药一时未便，予故又择诸书内丸散及简易单方，开载[1]于后，以备选用。

然下胎最宜谨慎，必先验明产母，面赤、舌青、腹中阴冷重坠、口秽、气喘的确，方可用下。若见紫黑血块血缕，尤为确候。亦必先固妊妇本元，补气养血而后下之，予故重佛手散、香桂散、滑胎煎为下死胎之王道药也。倘孕妇遇有不安，医者未能审详，遽用峻厉攻伐，难免不测之祸。慎之，慎之！

立候下胎散

治临产或横逆，或血海干涸，或胎死不下，死在顷刻。

皮硝一钱，少壮者一钱五分　大附子体弱者，加三五分。煨去皮。壮者不用

如寒天，亦加附子三五分，煨去皮，用黄酒半钟，煎一二沸，温服立下。

乌金散《局方》名黑神散，《灵苑》名肉桂散

治产难，或热病胎死腹中，或因颠仆，或从高坠下，或房室惊搐，或临产惊动太早，触犯禁忌，或产时未到，经行先下，恶露已尽，致胎干子死身冷，不能出。

熟地酒焙干　蒲黄　当归　交趾桂　芍药　军姜即炮姜去皮　粉草各一两　小黑豆二两，炒　百草霜五钱

右为末，每用二钱，米醋半合许，沸汤六七分浸起温服。疑贰之际，且进佛手散，酒水合煎二三服探之。

---

1 开载：逐一记载。

若未死，子母俱安。若胎已死，立便逐下。如的知其胎已死，进此药后，更进香桂散，须臾如手推下。常用催生，更加好滑石末半两，葵子五十粒捶碎，黄栌叶七八皮[1]，葱白二寸，顺流水煎汤调下。盖滑石能利小便，栌叶行气逐血，葱白能通阳气，气盛血行即产矣。

查《局方》黑神散，无百草霜，用童便、酒各半，调服二钱。

《良方》黑神散，有炮附子半两，无蒲黄。

《简易方》黑神散，止用百草霜一味。

又有加乳、没、血竭之黑神散。

《纲目》用熟地一斤，生姜半斤，同炒干为末，乌梅汤下二钱，为治产后块痛之黑神散。

俱各有证治，录此以别黑神散之方不一。

脱花煎

凡将产者，宜先服此药催生最佳。并治产难经日，或死胎不下，俱妙。

当归七八钱，或一两　肉桂心一二钱，或三钱　川芎牛膝各二钱　车前子一钱五分　红花一钱，催生者不用此味亦可

水二钟，煎八分，热服。或服后饮酒数杯亦妙。

若胎死腹中，或坚滞不下者，加朴硝一二钱即下。

若气虚困剧者，加人参随宜。

1　明代王肯堂《女科证治准绳》中，"皮"作"片"。

若阴虚者，加熟地三五钱。

香桂散一名桂香散。附：救苦散

治胎死腹中不下，简便而最效。

桂心三钱　麝香三分，一方五分

为末，葱汤调服，死胎即出。温童便、酒调亦可。

加生川乌三钱，为下私胎猛剂。

一方单用桂末一钱，童便调下，名救苦散。或童便酒调亦可。

牛膝丸

下死胎。

杜牛膝三两　紫金藤即紫木香　蜀葵根各七钱　当归四钱　肉桂二钱　麝香五分

右为末，米糊为丸，如梧子大，朱砂为衣。每服五十丸，乳香汤送下。

琥珀丸

治妇人或老少，或产前产后百病，及疗三十六种诸病，七疝八瘕，心腹刺痛，卒中瘫痪，半身不遂，八风十二痹，手足酸疼，乳中结核结毒，怀胎惊动伤犯不安，死胎不下。

琥珀　朱砂各另研　沉香　阿胶炒珠　附子制　川芎　肉桂　五味子　石斛各五钱　牛膝酒浸　当归　肉苁蓉酒洗去泥，晒　人参　熟地　续断　木香　没药各一两右炼蜜为丸，弹子大，每服一丸。空心，食前，午后，温酒化开服。

一方有牛黄、珍珠、乳香、元胡各一两，共二十一味，为丸备服。

凡服法，或姜汤或米汤，或酒或灯心汤，随证用引。

若伤寒中风，角弓反张，用麻黄汤送下。

孕妇临月，宜一日一服，至产顺利，不觉疼痛。凡妇人服至五服十服之后，日倍饮食，其功不能尽述，服者当自觉也。

新法下胎方 即平胃散之变局，比平胃散稳妥。

治胎死腹中最妙，或有用半剂者。

当归一两　厚朴三钱　陈皮二钱

酒、水各一钟，煎至一钟，入朴硝或一钱或二钱，再煎十余沸，去粗，热温服。死胎自下，或化水而出。或止用脱花煎更妙，脱花煎方见前。或用佛手散，以酒调服亦妙。

《千金》神造散

如妊妇双躯，一死一生，服此生者安，死者出矣。

蟹爪一升　阿胶二两　甘草二钱

以流水先煮蟹爪、甘草，去滓，内阿胶烊化服之。血凝不下，加桂心三钱。此方用蟹爪以去其死，阿胶以安其生，甘草和药性。

扶羸小品方

虚弱人欲下胎，宜用此。

人参　粉草　川芎　肉桂　干姜　桃仁　黄芩　蟹爪

右等分，每服一两，水二钟，煎八分，空心服。未动再服。

仙传保命丹一名安襄丸，又名夺命丹

凡孕妇下血不止，或小产下血，及子死腹中。其人憎寒，手指甲黑，唇青，面色黄黑，胎上攻心，冷汗自出，闷绝欲死。或食恶物毒药，伤动胎气，下血不止，胎尚未死，服之可安。胎若已死，服之自下。此方得之仙传，与黑龙丹媲美，皆产科之圣药也。

丹皮　赤芍　桂心　桃仁　白茯苓各等分

右为细末，蜜丸，弹子大，每服一丸。细嚼，淡醋汤下，连进三丸神效。

官桂散

治产妇面赤、舌青，子死母活者。或面青、舌赤、沫出，母死子活者。或唇舌俱青黑，沫出，子母俱死者。此方下死胎如神。

官桂五钱，去皮　丹皮　川芎　葵子各一钱五分

为末，葱白煎汤，调下三钱。

黑神散

凡临产血多，胎为血裹，以致难产，宜弃子救母。横生逆产，子死腹中，以及胎衣不下，血迷心窍，头晕眼花，败血乘虚流散，四肢浮肿，口渴舌燥，乍寒乍热，烦躁发狂，言语错乱，其状如癫。或月内饮冷，败血凝聚，大便艰难，小便闭涩。或血流小肠，小便出血。或恶露未尽，误食酸物收敛，因而崩漏。或肺败鼻中气黑，或败血冲心，喉口气急。或血滞脾胃，心腹胀满呕吐，亦似翻胃，服之神效。

当归　熟地　白芍炒　肉桂　炙草各一两　棕灰　蒲黄　没药　血竭各五分　乳香三钱　赤芍八钱

为细末，每服二钱，温酒调下。

鸡熨下死胎法

乌鸡一只

去毛，细切，水煎二三升。候汤通手，用衣帛蘸摩腹中，胎自出。

下胎单方

牛粪不拘多少

右牛粪炒极热，入醋半盏，以青布包裹，于母脐上下熨之，立下。

《千金》榆皮汤

治胎死腹中，或母有疾，欲下胎。

榆白皮一握

右白皮煮汁服之，自下。

返魂丹

治生产诸证，并死胎恶血，胎衣不下，横生逆产。产前清热养血，产后推陈致新。

野天麻一名益母草，四五月采花、叶、子，阴干，半斤　赤芍六钱　当归七钱　木香五钱

为末，蜜丸，弹子大，或童便、酒，或薄荷汤，或米饮，或桂枝汤，或枣汤，或秦艽汤，随证酌汤，化下一丸。

胎产金丹　滑胎煎俱见本卷保产门易产方。

神柞饮见本卷催生门。

佛手散见上卷诸痛门。

胞衣不下论

妇人一生莫重于生产，临产莫急于催生，既产莫甚于胞衣不下。所以不下者，有因血少干涩，或子宫空虚吸贴而不下。有因气血虚弱，产母力乏，气不转运，不

能传送而停搁不下。其证但见无力，腹中不痛胀，治当补气助血，速煎生化汤大剂，速进二三钟，或兼进益母丸，使血旺气和而衣自下。或用保生无忧散以固元气。至于万密斋用五苓散，予恐无助血之能，不敢遵而用之。不若《景岳全书》决津煎，或滑胎煎、无忧散、《局方》黑神散之类。

又有因恶露流入胞中，胀而不能出。盖儿既生，胞带必下坠，故胞在腹中，形如荷叶之仰，仰则盛聚血水，而胀碍难下。将儿抱定，不可断脐带，惟老成有识见隐婆，以右手二指紧跟脐带而上，带尽处，将指向上半寸余，摸之觉有血便是胎衣，向下一捺，其血覆，其衣自下。或以手指顶其胎底，使其血散。或以指摸上口，攀开一角，使恶露倾泻，则腹空自下矣。法甚简明，当为下胞衣第一妙法。亦有人因衣迟不下，恐天寒不便于子，急断脐洗儿，用帛系坠脐带。其系法已见前候胞衣生下须知论中矣。

但血渗胞中不下，又不能用手法下之，停蓄既久，渐充心胸，为胀痛或喘急，非逐血破血不可。古人用《良方》夺命丹，或用失笑散，以热酒调服，使血散胀消衣下，缓则不救。又有下胎衣单方，择录以备乡村无药处急迫之用。世俗有以本妇头发，令搅入喉中，使之作呕，则气升血散，胞软亦自下矣。亦有用产妇鞋底炙热，熨小腹上下即出。又有血极膏、三柰[1]方、花蕊石

---

1 柰：原作"奈"，据后文"三柰下胞方"改。

散、《良方》牛膝散、神应丹、灸足小趾法、牛膝汤、蛇蜕乌金丸、半夏散，皆治胎衣不下之方。予谓既有手法下衣简便，又不伤人，当以用手法为最。至于吐法，虽效，如不出，反逆上者必死。至下胎衣诸方中，用硝、膝、花蕊石、硫黄等药，非惟不效，即使得下，胃气大伤，况金石峻厉之品，恐非肠胃大虚者所宜。后方录之以备参考耳，用者慎之。况药力未必如手法之速效，而无损于人也。

如不能手法，必欲用药，总不若以失笑散，或万全汤去人参，并可取效为至当。其次亦惟决津煎为善。

益母丸 一名返魂丹，附：益母膏

治妇人赤白带，恶露时下不止，及治胎前、产后、经中诸般奇痛，无所不疗。《本草》云：此草胎前无滞，产后无虚，故名益母。

益母草一味。一名茺蔚子，一名野天麻。方梗，对节生叶，叶类火麻，四五月开紫花是，白花者非

右于五月采取，晒干，连根茎叶，勿犯铁器，磨为细末，炼蜜丸如弹子大。每服一丸，用热酒和童便化下。或随证用汤引送下。

一方，以此为末，每服二钱，或酒或童便，或随证用引服之。

一方，凡产时仓卒未合，只用生益母草捣汁，入蜜少许服之，其效甚大。

一益母膏方，依前采取捣烂，以布滤取浓汁，用砂锅

文武火熬成膏，如黑砂糖色为度，入瓷罐收贮。每服二三匙，酒便调下。或于治血汤药中，加一匙服之犹妙。

《良方》夺命丹

治瘀血入胞，胀满难下，急服此药，血即消，衣自下。予谓此方药峻，不可轻用。

附子炮，五钱　干漆碎，炒烟尽　牡丹皮　当归各一两

右为末，另用大黄末一两，以好醋一升，同熬成膏，和前药丸桐子大，温酒吞五七丸。

失笑散

治妇人心痛气刺不可忍，及产后儿枕蓄血，恶血上攻疼痛。并治小肠气痛，更治胞衣由瘀血胀满不能出者。

五灵脂生，酒研，澄去沙　蒲黄生，筛净

为末，每服二三钱，葱汤调末服之。

一方，用酒煎热服。

一方，用好醋一勺，熬成膏，再入水一钟，煎至七分，热服。

一方，用醋糊和丸，龙眼大，每服一丸，以童便和水各半钟，煎七分，温服。

按此方，如行血，各等分，俱生用。如止血，俱炒用，或五灵脂减半用。

若用以止痛，蒲黄宜减半。

又一方，蒲黄一半生、一半炒用。

下胎衣单方

治胞衣不下。此方与前下死胎相同，但治法各别，故重录之。

黑牛粪不拘多少

右略焙，带润，以布裹之，束于腹上，即下。

又方

治胞衣不下。

芒硝三钱　牛膝　当归各五钱

黄酒煎服，即下。

非壮实妇人，此方不可轻投。

血极膏又名醋大黄丸

治胞衣不下，恶血冲心，并腹中血块冲逆作痛。

锦纹大黄一两

右为末，以好醋半升，熬成膏，丸桐子大。以酒化五丸服之，须臾即下。

又治女人干血有热，脉弦数者，临卧温酒化服，大便利一二行，经脉自通。亦治经闭，通用。

三奈下胞方

三奈一二片

含口内，有水咽下，其胞自落。

花蕊石散

治胎衣不下，胎死腹中。并治产后败血不尽，恶血奔心，血晕等证。或至死而心头尚热，急以童便调服一二钱，取下恶物如鸡肝片，终身不患血虚血晕。若膈上有血，化为黄水，即时吐出，或从小便而下。并治诸血凝滞，气绝欲死。凡血证人弱，不能攻者，服之凝血皆化为水。

花蕊石一两　硫黄四钱

为粗末，入瓦瓶内，盐泥固济，晒干。以炭火丛堆煅炼一日，候冷取出，再研细。用一钱，童便调服。

此石药也，不可轻用。姑录之，以备参考耳。因产后肠胃之虚，何堪当此也。

《良方》牛膝散

治胞衣不下，腹中胀痛，急服此药，腐化而下。

牛膝　川芎　朴硝　蒲黄各三两　当归一两五钱　桂心五钱

每服五钱，姜三片，加生地黄一钱，水煎服。

灸足小趾法

治难产及胞衣不下。

将产母右足小趾尖上，灸三炷，炷如小麦粒大，即易产也。此法或可治村农不裹足妇人。若缠足者，则不便行之矣。

《千金》牛膝汤

治儿产胞衣不下。

牛膝 瞿麦各一两 当归 通草各一两五钱 滑石二
两 葵子半升

右六味，水煎，分三服。

一方，无滑石，有桂心一两。

蛇蜕乌金丸

胞衣不下，古法用蛇蜕一条，香油灯上烧研，入麝
香为末，童便调服。或加蕲艾、阿胶、苏木各一钱，麦
芽末打糊为丸，名乌金丸。遇有难产及死胎不出，俱童
便服之。亦有单用蛇蜕，酥炙为末，童便调下一钱
匙者。

半夏散

治产妇肥盛多痰，阻逆气道而至产难，及子死胎
干，或子下而胞衣不出。

半夏制，不拘多少

右为散，童便服方寸匙，连进三服。并用吹鼻取
嚏，以激动关窍大妙。

生化汤 见下卷生化汤论后。

保生无忧散 见本卷保产门易产方。

决津煎见上卷鬼胎门。

滑胎煎见本卷保产门易产方。

《局方》黑神散见本卷子死腹中门，乌金散即此方也。治胎衣不下，用童便、酒各半调服。

神应丹　保产万全汤俱见本卷催生门。

交骨不开论

交骨不开者，阴血虚也。或年幼受胎，阴气不足，阴不足则气不达，所以不开。或年大方嫁，脉络长成，或元气虚弱，胎前失调，皆有此证。用参便佛手散，补而开之。或十全大补汤亦可。古法用加味芎归汤。每见服此药者，恶血凝滞，反成不救。惟大剂人参、童便，入于芎归剂中，助其气血，开合之功立致也。证见咬牙昏晕，急以热小便灌之，稍迟则无济矣。若元气不虚者，只用佛手散入小便服之，人参不必用也。又有用开骨膏，以参便佛手散煎汤送下。予谓又不如用加味神柞饮，开交骨如神也。

予曾治彭姓女，初次生产，经日不下，交骨不开。神柞饮并诸催生药，服之无效。用人参三钱，煎服，立下。

参便佛手散

治临产交骨不开，其验如神。

当归三钱　川芎一钱　人参三五钱，去血过多，加至一两

水煎，临服入童便半盏，续续进之。质壮气实者，但加童便，其参不用可也。

加味芎归汤

治交骨不开，并死胎不下。

川芎　当归各一两　龟板一个，自死者，酥炙　妇人发五钱，曾生子者，烧存性

右共为末，每服一两，水煎服。

开骨膏

治交骨不开即催生方乳朱丹，彼兼治难产，此独开交骨。

明乳香一两

五月五日研细，猪血为丸，如鸡豆大，朱砂为衣。凉酒化服一丸。

十全大补汤见上卷胎不长养门。

佛手散见上卷诸痛门。

加味神柞饮见本卷子死腹中门。

独参汤催生[1]见本卷催生门。

---

1 本卷"催生论"后列方作"独参汤",原书目录作"催生独
  参汤"。

胎产心法卷之下

上谷　阎纯玺

脉诀论

《脉经》云：产后之脉，寸口洪疾不调者死，沉微附骨不绝者生。又曰：沉小缓滑者吉，实大坚弦疾者凶，牢革结代及涩滞不调者不治。丹溪曰：胎前脉当洪数，既产而脉仍洪数者死。又曰：胎前脉细小，产后脉洪大者多死。予见产后多有洪数而生者，要知血虚之脉浮洪而数者居多，产后血虚，故现此脉。若不明以告医，俗医多误认为外感，虚虚之祸在于顷刻。然此洪数之中，自有和滑之象，非如牢疾而少胃气之谓，故多死也。

《产经》曰：胎前之病，其脉贵实；产后之病，其脉贵虚。胎前则顺气安胎，产后则补虚消瘀，此其要也。大凡孕妇临产，气血动荡，胞胎迸裂，与常经离异，必有水先下，俗谓之胞浆，即养胎之液也。水下则胞裂而产，既产则气血两虚，脉宜缓滑。缓则舒徐，不因气夺而急促，滑则流利，不因血去而枯涩，均吉兆也。若实大弦牢，非产后气血两虚所宜。实则邪实，大为邪进，弦为阴敛宣布不能，牢为坚着近乎无胃，皆相逆之脉，故凶。

产后大补须分虚不虚全实三证论

《全书》云：丹溪曰，产后当大补气血，即有杂证，以末治之。此其意谓血气随胎而去，必属大虚，故无论诸证当以大补为先，其他皆可缓也。今产科所宗，无非此法。但产后气血俱去，诚多虚证，然有虚者，有不虚者，有全实者，当随证随人辨其虚实治疗，不得执有成心概行大补，以致助邪，此辨之不可不慎也。今予遵生化汤加减兼治之法，未尝敢大补，而置诸证于缓治。观晕厥总论中，块痛未除，未可遽加芪、术之语，概可知矣。

又云：产后虚证，无非随人元气，必素弱之人多有之。或于产后血气既去而更弱者，亦有之。此当因人察脉，因脉察证。若脉气、形气俱不足，此当以全虚治之。若形气不足，病气有余，或兼火邪，或兼外感，或以饮食停滞，是亦虚中有实，不得不详审而治。今予治全虚者，后立有加参、从权生化汤等方。治虚中有实，亦立有随证加减生化汤等方，随其虚实以投之，是皆重产而兼治者也。

又云：产后不虚证，或素日无病，或年少当时，或素耐辛苦贫劳之质。此辈本无不足，及其一旦受孕，乃于腹中添入此物，故至气血壅塞，为胀为呕，是皆添设有余之病。及其既产，始见通快，所留得去，仍复故吾。常人之产，此类极多，果何虚之有？或因内伤外感，难保必无，倘有所患，去之即愈。若概行大补，果能堪否？即临盆带去血气，未免暂见耗损，然以壅滞之余，不过皆护胎随从之物，去者当去，生者旋生，不出数日必已来复。此生化自然之理，何至是产皆虚也。若执云产后必当大补，则实实之病，必所不免，致轻者甚，甚者危矣。予谓少壮妇人产后不虚，只用黑糖水汤，或少加以酒，去瘀可耳，原可不必服药。即服生化汤一二剂，亦非大补实实之药，有益无损者也。倘有内伤外感，生化汤因证加减用之。

又云：产后全实证，如外感风寒，头痛身热，便实中满，脉紧实洪大有力，此表邪之实证也。又火之盛者，必热渴躁烦，或便结腹胀，口鼻舌焦黑，酷喜冷饮，眼眵，尿管痛赤，脉见洪滑，此内热之实证也。又郁怒动肝，胸胁胀痛，大便不利，脉弦而滑，此气逆之实证也。又恶露未尽，瘀血上冲，心腹胀满，疼痛拒按，大便难而小便利，此血逆之实证也。又凡富贵之家，保护太过，或过用人参、芪、术以致气壅；或过用糖、酒、炭火，以致内热；或产本不虚，而妄用大补之药，以致增病。此调摄之实证也。又或因产过食，恐其劳困，固令勉强，以致停蓄不散，此内伤之实证也。以上诸证，姑举要者，以见其概。然既有表邪不得不解，既有火邪不得不清，既有内伤停滞不得不开通、消导也。今予治各证，后开生化汤中俱有随证加减。一以重产，一以兼治。所谓道并行而不相悖，可保万全者矣。

四物汤不宜产后论

凡产后诸病，古方多用四物汤加减，何也？以方中有芎、归之辛温，佐以地、芍之寒凉，温寒适中，可谓无虞矣。不知四物乃女科杂证诸疾妙剂，若用以产后，大非所宜。予考方书之意，以为白芍用酒重复制炒，去其酸寒之性，但存生血活血之能。或再加黑姜辛热佐之，有何不可？又谓芍药性清微酸而收，最宜于阴气散失之证，岂不为产后要药？但观其再制以酒炒，则他寒凉峻削之不宜用，概可知矣。予思芍药，初产三五日，所当禁用。若产日已久，以酒制透，为他药之佐，犹可。惟四物汤中生地更凉，直走血分，且伤脾胃，为害愈甚。或云易以熟地补益正阴，则称为至当，独不思熟地性滞，更使血滞不快，虽有芎归反行牵制，而少行动，亦非新产者所宜。盖新产之妇，血气俱虚，但存秋冬肃杀之气，而鲜春夏生发之机，故最忌寒凉，大宜温药，以助资始资生之源也。是以丹溪先生谓芍药伐生发之气，禁而不用，良有深意矣。予叹世之概以四物治产后者，胡不思乎？

生化汤论 附方

生化汤论曰：产后诸证，皆缘气血骤下，元气大亏，用药不同常法。是以有虚极不能姑待者，则当峻补之中，加入温行之药。峻补则力大而可宣通，温行则流畅而不凝滞。至于逐瘀之剂，即实证亦不可用峻厉之药。况产后大虚，恐血无主宰，一任药力，便为崩而不止，虚则易脱，势如覆水难收矣。夫人遇大病之后，血气两虚，犹当调补，况产后脾胃血气之虚衰，更有甚焉者乎？

今之治产后者，亦云元气因产而亏，运行失度，不免瘀血停留，致成诸疾。必以去瘀为先，瘀消方可行补。甚有用回生丹，攻血块，下胞衣，殒人性命者。此盖止知专攻旧瘀，而不知新血转伤之害，岂知块固当消，而新血犹当生也。盖专消则新血不生，专生则旧血反滞。予考新产诸方，莫若生化汤为产后第一妙方。

其方芎、归、桃仁温中行血，善去旧血，骤生新血，佐以炙黑干姜、炙草，引三味入于肺肝，行中有补，化中有生，故名生化，盖因功用而立名也。又有加入益母草一钱五分，功效亦同。此实治产之良方，保全产妇之圣药也。故冯氏因此方之妙，变化用于临产，加人参、桂、牛膝、红花，又为催生之神剂矣。

生化汤方

凡孕妇临月，即预备生化汤数剂，俟临产之时，即为预先煎就，产下随服二三道，以逐瘀生新，再无产后诸证之患。无论正产半产，虽少壮产妇，俱宜服之，故此汤为产后七日内要药。倘产下之时，未及煎服，凡产后诸证，仍以此汤治之。

全当归八钱，酒洗　川芎四钱　干姜四分，炙黑存性
桃仁十粒，去皮尖，打碎　炙草五分

水二钟，煎七分，加酒小半钟。如素日不能饮酒者，加六七茶匙，稍热服之。其药渣留，并后帖药渣，合而再煎，两帖共三煎。在产下一二时辰内，未进饮食，先相继煎服。能速化旧血而骤长新血，不特可免目前晕、厥、汗、崩、恶露停滞等患，且诸病不生，精神百倍矣。如胎前素虚之人，产后又当再制两帖煎服，以防倦怠。若产下已服一二帖，而块痛未除，仍当再进几帖，块痛自消矣。

调摄论

凡孕妇产毕，血气未定，不宜睡倒，不宜侧坐。须床头厚铺裀褥，高倚仰靠，宜竖膝，不宜伸足，并遮围四壁，使无孔隙，免致贼风为害。倘闭目睡倒，或忿怒逆气，即令人眩晕也。再用醋涂鼻，房中或用醋炭，更烧以漆品，轻轻以手从心按摩至脐，则恶露尽下，又何血晕血逆之有？常见人产毕即饮热童便一盏，又有三日内，以童便和酒，温服五七次。予谓酒虽能下恶露，行乳汁，产后脏气方虚，即素日善饮者，亦不可多饮，并不可产毕即饮。盖恐引血入四肢，或引上行，能令血晕。至于童便味臊而性凉，如胃气弱者，得臊气而呕恶。里无火者，得凉性而滞血，且能伤胃气，均非所宜。不若预煎生化汤，产毕即服为妙。或用红糖，滚水冲化，频饮，以行其瘀。时食白米薄粥，煮石首鱼，甘淡食之，如此调摄自无事矣。有人先于临月时，用有毛淡菜十余个，纸包，吊风处二十余日，阴干，勿令人知，产下即煎汤一钟，热服，产后再不生病。

生化汤见本卷生化汤论后。

产后禁忌论

凡生产既下，不必问是男是女，恐因言语而泄气，或以爱憎而劳神，最忌大喜大怒。喜则气散，或生红汗。怒则气逆，或生癥瘕。不可独宿，恐致虚惊。不可刮舌，恐伤心气。不可刷齿，恐致血逆。勿勤梳头，恐头皮作痛。须气血平复，方可治事。犯时微若秋毫，成病重如山岳。

凡初产，其牛、羊、猪肉，鸡、鹅、鸭肉及蛋，并猪蹄、猪肾、绿豆凉粉、荞麦面食等类，一切滞气坚韧难化之物，及生冷腻滑，皆不宜食。恐新产脾胃气虚，难于运化，易致内伤也。

凡产逢暑月，切不可当风睡卧，最忌贪凉用扇，及洗足澡浴。虽盛暑不可用冷水洗手足。

凡新产骤虚，最忌着寒。寒则血气凝滞，诸变冗生，每致饮食不化，腹痛作泻。此时欲去其瘀，则正气并脱，欲止其泻，则瘀结不行，可不慎欤？治法见后泄泻门。

凡产逢冬月，宜重棉兜护其腹，虽夏月亦当复巾裹之，以免厥阴受寒。

凡产后百日内，不詈骂，少劳碌，禁淫欲，终身无病，而且多子。若未满百日交合，则虚羸百疾从此而生，必患脐下虚冷，手足腰腿酸痛等证，名曰蓐劳，最难治疗。

凡产后勿用椒、姜、艾、酒，虽血块得热流通，然新血为之不宁耳。即砂仁汤亦能动血，咸在禁忌。

产后乳汁乃血气所成，不可食咸，咸能止血，令无乳汁，且发嗽难治。

产后南北风土不同，江以南新产后即食鸡子，虽告之以利害，相沿成习，毫无疑惧，且竟多安然无事者。予亦只得随俗，令其豁开淡煮而食之，尚有养胃却痰之功也。

产后药误须知

产后勿轻用乌药、香附、木香，及耗气顺气等药。用之反增满闷，虽陈皮用不可过五分。

产后勿轻用青皮、厚朴、山楂、枳壳、陈皮消食药，多损胃减食。即枳壳、香砂等丸，亦多损气血。

产后勿用青皮、枳实、苏子以下气定喘，用之元气必脱。

产后浮麦伤胃耗气，五味能阻恶露，枣仁油滑致泻，均为禁忌之品。

产后身热，误用黄芩、黄连、黄柏、栀子损胃增热，致不进饮食。且黄芩苦寒，无论恶露净与不净，皆非所宜。

产后四日内，未服生化汤以消血块，勿先用人参、芪、术，致块不除。

产后勿轻用牛膝、红花、苏木、枳壳等类以消块，犹忌多用、独用。至于三棱、莪术、枳实、山楂等峻药，更不可用。若误用，旧血骤下，新血亦随之而损，祸不可测也。予每见俗用山楂一味煎汁，以攻血块，致成危证。频服两三帖，必死。

产后勿轻用生地黄以滞血路。

产后不可用大黄、芒硝以通大便，反成膨胀。

产后不可用五苓以通小便，用之愈闭。

产时不可用济坤丹以下胞胎。

不可信《妇人良方》及《产保百问》，俗医多有守此二书以治产，用芎、归、白芍、生地，误人实甚，余可知矣。

凡人有疾病，多有求卜以问吉凶，并卜何方何姓人医治可愈。此盖人不明医理，不知医者孰良孰庸，亦无可如何之计耳。岂知竟有医卜相通，医求卜荐，许以分谢，卜者贪利，假神道以指引。因卜而荐，误人性命，比比然也。产后之证，吉凶在于顷刻，不可不知而慎重也。

三冲论

产后危证，莫如败血三冲。其人或歌舞谈笑，或怒骂坐卧，甚者逾墙上屋，口咬拳打，山腔野调，号佛名神，此为败血冲心，多死。《医通》云：花蕊石散最捷，琥珀黑龙丹亦效。如虽闷乱，不致癫狂者，失笑散加郁金。予谓当于妄言妄见门参看治疗。

若其人饱闷呕恶，腹满胀痛者，为之冲胃。《医通》云：用平胃散加姜、桂，往往获效。不应，送来复丹。呕逆腹胀血化为水者，《金匮》下瘀血汤。予谓当于饱胀呕逆等门参看治疗。

若其人面赤呕逆欲死，为之冲肺。《医通》云：二味参苏饮，甚则加芒硝荡涤之。予谓当于口鼻黑衄门参看治疗。

大抵冲心者，十难救一；冲胃者，五死五生；冲肺者，十全一二。其《医通》所用金石及峻药等治法，亦无可如何之思，与其视死，不若救生之意耳。予谓治此等证，宜用生化、失笑、抵圣等类平稳药，当亦通神。至来复、黑龙等丹，花蕊、平胃等散，及下瘀血汤，均未敢轻用，姑录之以备参考耳。

来复丹

治上盛下虚，里寒外热，及伏暑泄泻如水。

硫黄同硝石为末，银石器内慢火炒，柳木搅之。不可猛火以伤药力　硝石　太阴元精石水飞　青皮去穰　陈皮去白。各一两　五灵脂二两，水飞去沙石，澄定晒干

右为末，古法以醋和丸，米饮下。因醋易冲坏，今改用米饮糊丸，如梧子大。每服三十丸，空心醋汤下。

二味参苏饮

治恶露入胞，胀大不能出，及产后败血冲肺，喘满

面赤几死者。

人参二钱　苏木四钱，碎

水煎服。又有入童便热服。

一方，人参一两为末，苏木二两捶碎。水碗半，煎苏木水一碗，去渣，调人参末，随时加减服。大便溏泄者禁用。

花蕊石散　失笑散俱见中卷胞衣不下门。

琥珀黑龙丹见中卷催生门。

平胃散　《金匮》下瘀血汤俱见上卷诸痛门。

生化汤见本卷生化汤论后。

抵圣汤见本卷气逆呕吐不食门。

产后不宜汗下利小便论

产后阴血骤下，阳无所附，孤阳外越，每多发热，此乃阴虚生热，切勿作外感而表散。生化汤善能退热，以其内有姜、草，所谓甘温能除大热也。故产后虽有表证，一切风药性升，不可用，恐载血上行，令人发晕。且虑重竭其阳，必至汗脱而死。即佛手散中川芎辛散，能发汗走泄，亦须临时因证审酌用之。

产后阴血既亏，津液自少，况临产劳倦气虚，虚则传化自迟，二肠枯燥，势所必然，久则自复。或用生化汤养血，兼生津助液亦可。故产后虽二便暂有不甚通利，然于下利等药，必须禁用。非特硝、黄、五苓难于轻试，即四物汤中生地、芍药，纯阴而伐生气，且作泻而凝血。五苓利水伤阴，愈通之而愈枯结。若误用而重亡其阴，难免孤阳无辅而走脱矣。故《机要》有云：胎产之病从厥阴，无犯胃气及上下二焦，不可汗，不可下，不可利小便也。

生化汤 见本卷生化论后 [1]。

新产三审论

凡治产后，三审不可缺也。一审少腹痛与不痛，以征恶露之有无。二审大便通与不通，以征津液之盛衰。三审乳汁行与不行及饮食多少，以征胃气之充馁。审斯三者，以脉参证，以证合脉，脉证相符，有疾治之即愈。脉证相反，纵无危候必多变端。即如产后恶露，常以弥月为期，然间有六七朝即净者，又未可以概论也。此虽产母禀质不同，而因胎之所禀亦异，如胎息壮盛，则气血尽归其子，瘀血自少。胎息屡弱，则气血涵养有余，瘀血必多。亦有产时去多，产后必少；产时去少，

1　"本卷生化"后漏刻"汤"字。

产后必多，势使然也。

大抵常产之妇，开阖有权，产后子宫即闭，儿枕随气攻注，碎作小块，续续而下，所以延绵日期。又有由于艰产过伤子宫，关闸废弛不能收敛，或下血块，大小形色与茄无异，此名儿枕是也，全块顿出，自无淋沥之患。即有余血尽归溲便，如皂荚汁，少腹略无痛苦，切勿认为产后瘀尚未行，妄行攻下，误人性命。

产后又有似乎儿枕痛者，摸之亦有块，按之亦微拒手，人皆指为儿枕宿血，此大不然。夫胎胞俱去，血亦岂能独留？盖子宫蓄子既久，忽尔相离，血海陡虚，所以作痛。胞门受伤，必致壅肿，所以亦若有块，而实非正块。肿既未消，所以亦颇拒按。治此者，当安养其脏，不久自愈。

若有瘀服药，生化汤为最，殿胞煎或四神散亦可。若误用苏木、红花、元胡、青皮之属，反损脏气，必增虚病，慎之慎之。予曾见孕妇产后，少腹旁边以手按之，内有一条，形如小黄瓜，斜长而硬，颇似瘀积，然无痛苦。产妇先以为瘀滞，后以为癥瘕，每愁成病。予开导之云：无痛苦，不拒按，是虚非实，血足自消，不须疑虑。迟数月，果渐消没也。

殿胞煎

治产后儿枕疼痛等证如神。

当归五钱　川芎一钱　茯苓一钱　炙草一钱　肉桂五分
水一钟，煎八分，热服。

如脉细而寒或呕者，加干姜炒黄色一钱。

如血热多火者，去肉桂，加酒炒芍药一钱。

如脉弱阴虚者，加熟地三钱。

如气滞者，加制香附一钱。

腰痛，加盐水炒断丝杜仲一二钱。

生化汤见本卷生化汤论后。

四神散见本卷腹痛门。

血块痛论

产后血块，是孕成余血之所积也。夫妇人血旺气衰，二七而天癸至，三旬一见，以象月盈则亏，行之有常则曰经。有孕则经水不行，其余血注于胞中以护胎元。一月名胎胚，二月名始膏，三月始成形而名胎，方受母血之荫庇。胎形尚小，虽食母血，而尚有余汁，并前两月之血，积于胞中，日久成块，至产时当随儿下。或因产妇送儿、送胞，劳倦无力；或调护失宜，腹欠温暖；至血块日久不散，疼痛拒按，并宜生化汤助血行血，外用热衣暖腹可也。慎勿轻服峻剂，至崩脱不救。

生化汤见本卷生化论后[1]。

1　"本卷生化"后漏刻"汤"字。

晕厥论

凡产后晕、厥二证，皆由气血并竭，苟非急补，何能挽其将绝之元神，无庸疑议者也。但晕在临盆，证急犹甚于厥，用药不及，急救法救之。

如其人微虚者，则眼花头眩，或心下满闷，神昏口噤，不知人事，少顷即苏。

或因亡血过多，以致虚火乘虚泛上，而神不清，身无所主。其阴血暴亡，心神失养，心与胞络君相之火，得血则安，亡血则危。火上炽故令人昏冒，火乘肺故瞑目不省人事，是阴血暴亡，不能镇抚也。经云：病气不足，宜补不宜泻。瞑目合眼，病悉属阴，暴去有形之血，则火上炽，均宜频灌生化汤。或从权急救生化汤二三帖，先补血分之亏，则块化血旺，神清而晕止。

大虚者，其证面白、眼闭、口开、手冷、多汗、神昏，六脉微细之甚，是气随血脱而欲绝，当大剂人参方可回阳。恐势急而补阴不及，须以气药兼之，此阳生阴长之理也。从权急救加参生化汤，或加参生化汤最效。如制药不及，速用独参汤两许，煎汤急救之，但得下咽即可望生，若少迟延则无及矣。有人谓产后七日，方可用参，此愚昧讹传，不知始自何人，万不可信。

但晕发顷刻，而急救外治之法，又不可缓，速宜轻轻扶坐，勿令卧倒，或烧红炭沃之以醋，或烧旧漆器，令烟气透入口鼻即苏。急捏人中，静以待之，元气渐复，不可乱动，致令神气散乱。或用韭菜一握，切碎，入有嘴瓷瓶内，将醋煎滚，浇入瓶内，急盖瓶口，以瓶嘴向妇鼻孔，令气透入鼻中即苏。

但凡大病大虚之人，皆能作晕，产后之晕，因血去而名之曰血晕，实非因血而致晕也。若偏信古方，认晕证为恶血抢心，而轻用苏木、牛膝、红花等类，以及牡丹、夺命等方，或认为痰火，而用无补消痰之方，误之甚矣。

俗治产妇，或因死胎，及胎衣恶血上逆，搐呕昏晕，用小便乘热灌之，但得一口下咽即止。设遇胃气壮盛之妇，不畏臊气，获效者有之。然童便非能止晕回元，盖取其下行旧路降火消瘀。考之方书内云，败血流入肝经，眼生黑花，头目昏晕，不省人事。此血热乘虚逆上凑心，故昏迷不省，气闭欲绝也，服童便最好。此论但照管败血，全不顾产虚，且有气闭欲绝四字，岂童便可挽回元气欲绝乎？即有恶血上逆血滞等证，亦莫若生化汤温而行之，去瘀止晕之妙也。予见江南产科，有用当归二钱、益母草一钱、人参二钱、红花六分、炮姜八分，煎热，冲童便服之以治晕。此方兼得之义，庶几近之。

如妇人有血晕之证者，不若于将产数日前，预前择服八珍、归脾、十全等类调补气血。临产又用人参催生，补于未产未虚之前，产后无虚可乘，无晕可发矣。

至于厥证，在分娩之后，因产时用力过多，劳倦伤脾，孤脏不能注于四旁，故手足逆冷而发厥。经云：阳气衰于下，则为寒厥。厥气上行，满脉去形。盖逆气上满于经络，则神气浮越，去身而散也。宜大补回阳生化汤，连用二服，俟气血旺而神复，厥证自止矣，又非偏补血分之可得而愈也。若服药而口渴，另用参麦散以代茶，助津以救脏燥也。

又有四肢逆冷泄痢，类伤寒阴证，不可用四逆汤，必生化汤倍参煎服，或加熟附子一片，则可以止逆回阳，而见参归之功矣。若血块痛止而厥，滋荣益气汤最效。

凡晕、厥，乃产后危急二证。若新产块痛未除，又未可遽加芪、术，故急加人参从权以救之。俟晕止厥回，再去参，以除块痛，此要诀也。

急救晕法

凡儿方生下，母即昏晕不醒者，此时即有药不能入口，迟则不救。其法：急以极软旧衣，紧闭产户，以知事妇女，用膝抵住，勿令下面气泄，又令一人一手挽住头发，一手扪住鼻口，勿令上面气泄，俟稍转略有声息，方用热水接气，急服生化汤。

从权急救生化汤

治三等血晕，兼化瘀生新。

川芎三钱　当归六钱，或八钱。酒洗　干姜四分，炙黑桃仁十粒，去皮尖　炙草五分　荆芥穗四分，炒黑。汗多忌用

枣二枚，水煎服。

劳倦甚及血崩，或汗多形气脱而晕，加人参三钱、肉桂四分，急服一二帖，其效如神。决不可疑参为补而缓之。

痰火乘虚泛上而晕，加橘红四分；虚甚，亦加用人参八分。肥人，加竹沥数匙，姜汁少许。

从权急救加参生化汤

治产后形色脱晕。

人参三钱，酒洗　川芎二钱　当归四钱，酒洗　干姜四分，炙黑　桃仁十粒，去皮尖　炙草五分　荆芥穗四分，炒黑。汗多忌用

枣二枚，水煎服。

血块痛甚，加肉桂七分。

渴，加去心麦冬一钱、五味子十粒。

汗多加麻黄根一钱。如无块痛，加蜜炙黄芪一钱以止汗。

伤面食，加炒神曲八分、炒麦芽五分。

伤肉食，加山楂、砂仁各六分。

加参生化汤 附：大补回阳生化汤

人参二钱　川芎四钱　当归八钱，酒洗　干姜四分，炙黑　炙草五分　桃仁十粒，去皮尖

枣二枚，水煎服。

此方产后诸危急证通用。一日夜须服三四帖，方能接将绝之气。如产后三日内，块痛未除，俟元气稍复，

已有生意，当去参，仍服生化原方。

虚脱、厥逆、汗多，加人参三四钱。

脉与形俱脱将绝，必用此方频灌。

厥而兼汗，加去心麦冬一钱。

汗多渴甚，加去心麦冬三钱。

汗多痰喘，加竹沥、姜汁、去皮尖杏仁十粒。

汗多喘嗽声重，加桔梗、去皮尖杏仁各五分。

无汗喘嗽气短，加制半夏一钱、去皮尖杏仁十粒、桔梗五分。

汗多身热气短，加人参。

左尺脉弱，亦加人参。

汗不止，三四剂后加蜜炙黄芪一钱。

一方，川芎、当归减半，名大补回阳生化汤，治新产厥证。枣引，速煎二服即效。

若厥证作渴，佐以生脉五味饮代茶，以救津液，则渴减厥回。

参麦五味饮 去五味子，名参麦饮。又名生脉汤，又名生脉散

人参二钱，一方三钱　麦冬二钱，去心　五味子七粒，捶碎

煎汤作茶，时时饮之。煎汤，用银器或砂器为妙。

滋荣益气汤

治血块痛止而厥。

人参　当归各三钱　川芎　白术土炒　黄芪蜜炙。各
一钱五分或一钱　熟地二钱　麦冬八分或一钱，去心　炙草
四分　五味子十粒　川附子五六分或一钱，制

水煎服。

汗多，加麻黄根、炒枣仁各一钱。

大便难，加酒洗肉苁蓉一钱五分。

生化汤 见本卷生化汤论后。

八珍汤 见上卷诸痛门。

归脾汤 见上卷胞漏小产门。

十全大补汤 见上卷胎不长养门。

大补回阳生化汤 附本门加参生化汤下。

血脱气脱神脱三证论

产后暴崩为血脱，气短似喘为气脱，妄言妄见为神
脱。三证虽有气阳血阴之分，于精散神促无异，比前晕
证，治可少缓，亦危证也。若非大药急方频服，失之者
多矣。倘误为气实痰火妄治，鲜有不殒生者。若势急，
并宜用加参生化汤，补中寓行，免致血虚之失。

其血脱患崩一证，由冲任已伤，气血未复，或因劳

役惊恐，或因恶露未尽，固涩太速，以致停留，一旦复行。然经血大来，当审血气而辨血色之红紫，视形色之虚实。

如血多紫色有块，乃当去之败血也。其少腹必胀满，按之而痛。止之反能作痛，或致淋沥，此不可言崩，只服生化汤几帖自愈。

如鲜红之血大来，乃惊伤心不能主血，怒伤肝不能藏血，劳伤脾不能统血，血不归经，血脏有伤，当以崩证治之。崩非经病，产妇得之是为重虚，犹不可忽，故宜急治，用荆芷治崩汤。

若有血块痛而形色脱，或有汗，或气促，宜服加参生化止崩汤以益气，使阳生而阴血自旺，非十灰散之可止者。

如血块痛止，或产后半月外崩证者，又宜滋荣益气止崩汤，或升举大补汤，少佐黄连坠火，宁血归经，或用《尊生》升举大补汤亦妙。

亦有少腹空痛，不可误认有瘀，察其下血少而无紫块者是也。当以崩治，宜重用熟地。

若小腹满痛不已，而脉实大紧数者，此肝经已竭，肝气随败矣，难治。

《医通》有治产后崩中去血，赤白相兼，或如豆汁，用《千金》伏龙肝汤治之。

其气脱短气似喘一证，因产所下过多，荣血暴竭，卫气不能运行，独聚于肺，肝肾不接，故令呼吸短促，语言不相接续，有似于喘，实非喘也。夫肺受脾气散精，生脉而通水道呼吸，所以清肃上下，调和荣卫而为平人。若值产后血亡气穷，浮脱于上，孤阳绝阴，无根将脱之兆，最为危候，惟大进参、附，或可得生。世有妄论痰火实证，反用散气化痰之方，治之必死。有块痛者，当用大补回阳生化汤，连二三服。世人多疑参助喘不用，致不救者多矣。况同芎、归、黑姜，不加芪、术，万无有失。要知人生于气，气壮则根本固。而脏源者，敛纳于下；运行者，强健于中，何有为喘为胀之虞？又有用人参加陈皮监制，则盗泄元气，反致耗散，只可消导药中监之耳。

考《全书》贞元饮，亦治似喘妙药也。如无块痛，当用续气养荣汤最妙。或倍参补中益气汤，少佐熟附，助参以治气脱，摄气归元亦可。如气虚兼寒者，宜大补元煎，或理阴煎主之。

其神脱妄言妄见一证，因心肝脾三阴血少而神魂无依也。然有谵语、郑声之分，甚至发狂等证，统归于妄耳。其轻者，睡中呢喃；重者，不睡亦语，或言日用寻常之事，或如见鬼状，昏不识人，语言不休，此谵语之谓也。若虚甚而声转无力，言语不能接续，有头无尾，一两句即止；或重言叠语，说过又说；或如造字出于喉中，若郑声之轻怯，此郑声之谓。其精气衰夺，更甚于谵语矣。

夫人之心，藏神主血者也，而言乃心之声，心有血而神存，则言不妄发。肝藏魂藏血者也，目得血而司视，则瞳瞭¹而视正。若夫产后气血暴竭，而心神失守，故言语无伦。肝魂无依，则瞳眊妄见。况心为五脏之主，目乃百脉之官，虚证见于心目，则十二官各失其职可知矣。是以视听言动，皆成虚妄。当论产期块痛有无，先后施治，方为得法。

若分娩儿下之后，块痛未止者，宜服宁神生化汤，确知瘀血不行，合失笑散同服。如痛止者，则服宁心定魄茯神汤，连进大补十数剂，生气养血，安神定志，服至元足，其病始愈矣。或以生地易熟地而清心火，宁君主之官亦可。病家毋求速效，勿信邪祟，若喷以法水，惊以法尺，多致不救。屡治此病，服八珍加炮姜十数剂方效。丹溪云：虚病犹似邪祟也。又云：欲泄其邪，当补其虚。此古人之确论，但人不能体认其意，反言攻补难施。若必攻邪尽方可言补，则误矣。不特医家治产后虚证，即高年及虚弱人，妄言妄见等证，亦当如是慎重也。

产后间有败血停积，上干于心，心不受触，而有妄言妄语，如见鬼神者，此必心下胀闷、烦躁、昏乱，卧起不安。误作中风，治必殆。芎归泻心汤主之。《医通》云：虚则四物汤换生地，加桂心、炮姜、生蒲黄、石菖蒲。实则四乌汤加川连煎成，入龙脑一捻，服后得睡即安。心悸恍惚，语言错乱，《千金》远志汤。如内虚，败血攻心，狂言乱语者，龙齿清魂散主之。心脾血少，八珍加炮姜。冯氏云：产后阴血暴崩，肝虚火妄之极而

1　瞭：《康熙字典》载："《广韵》：目睛明也。"

发狂者，宜泽兰、归、地、牛膝、茯神、远志、枣仁，加童便主之。若因败血停积，用调经散，予谓不若生化汤合失笑散。若心血虚，用柏子仁汤，予谓不若宁神定魄茯神汤。

余室人沈氏，于康熙癸巳[1]冬至月，患产后神脱之证，为医人妄用降气消痰清火方药，变为痉证，仍不知峻补，犹以风痰为患，驱风化痰。余正奉差大通桥转运军粮，几及百万，督催岁内全米进仓，不遑归视。直至病笃，仆人持方来云：服药罔效，奈何？余阅之，非正治之方，悉促死之药也。彼时心神瞀乱，又未得亲视其证，未敢定方。即大书速用人参救脱六字，令仆持归。复虑医者执产后不宜用人参之见，差人往问，果如所料，且知仍用苏子降气下痰。余情不能已，星速驰归。时已初更，而其气在呼吸间，已迁出外舍。余急用人参三钱，煎汤调胎产金丹一粒，下咽时许，即复苏起坐而言矣。其时夜半，奈无参可继，窃念既已少愈，不妨待旦市服。讵漏绝时，参力已竭，又复脱去，救无及矣。虽曰数也，命也，而清痰降火之误，实有以致之矣。

荆芷治崩汤

治产后血崩，其色鲜红。

川芎一钱　当归身四钱　干姜二分，炙黑　荆芥穗六分，炒黑　炙草四分　白芷五分

1　康熙癸巳：1713 年。

枣煎服。

十灰散不用，故不录方。

加参生化止崩汤

治产后血块痛，鲜血崩，形色脱，或汗多，或气促。

人参二三钱　当归身四钱　川芎二钱　干姜炒黑　炙
草各四分　白芷　荆芥穗炒黑。各五分　桃仁十粒，去皮尖

枣二枚，水煎服。

滋荣益气止崩汤

治产后无块痛，或半月外崩证。

人参　川芎　黄芪蜜炙。各一钱　白术土炒　生地各
二钱　当归四钱，酒洗　陈皮　黄连　白芷　荆芥炒　升
麻　炙草各四分

枣二枚，水煎，入童便温服。

如汗多，加麻黄根一钱、浮小麦一撮。

大便难，加酒洗苁蓉一钱。

有气滞，加木香二分，为末，冲服。

有痰，加竹沥、姜汁、去心贝母。

咳嗽，加去皮尖杏仁、桔梗各八分，炒知母七分。

惊悸，加柏子仁一钱、炒枣仁一钱。

伤饮食，加炒神曲八分、炒麦芽八分。

伤肉食，加山楂八分、砂仁五分。

身热，倍加参、芪，去黄连。

升举大补汤

治产后日久，血崩不止，或崩如鸡蛋大，或去血片，宜大补脾胃，升举气血，少加镇坠心火之剂，并治老、壮妇人崩淋。

人参二钱　黄芪一钱，蜜炙　熟地二钱　白术土炒　当归酒洗。各二三钱　防风三分　荆芥炒黑　羌活　升麻　白芷　陈皮　黄连炒　黄柏炒褐色　炙草各四分

枣二枚，水煎服。

口燥，加去心麦冬一钱、五味子十粒。

泄泻，去黄柏，加泽泻五分、去心莲子十粒。

有痰，加制半夏一钱。

白带多，加制半夏、制苍术各一钱。

《尊生》升举大补汤

治产后血块痛止，崩证。

人参　当归　白术土炒。各二钱　川芎　麦冬去心　黄芪蜜炙。各一钱　熟地三钱　陈皮　炙草　白芷　荆芥穗炒黑　升麻　血余灰各四分

枣二枚，水煎服。

汗多，加麻黄根、浮麦。

便难，加酒洗苁蓉一钱。

痰，加去心贝母六分。

咳嗽，加桔梗、去皮尖杏仁各一钱。

不寐惊悸，加炒枣仁、柏子仁各一钱。

本方少加黄连三分以坠火，亦妙。

凡遇崩证，有如此等余病，大忌峻利。

《千金》伏龙肝汤

治劳伤冲任，崩中去血，赤白相兼，或如豆汁，脐腹冷痛，口干食少。

伏龙肝如弹子大，七枚　生姜　生地各一两五钱　甘草　艾叶　赤石脂　桂心各六钱

右七味，㕮咀，以水一[1]升，煮取三升，分四服，日三夜一。

贞元饮

熟地七八钱，甚者一二两　炙草一二三钱　当归二三钱

水二钟，煎八分，温服。此方治气短似喘，呼吸促急，提不能升，咽不能降，气道噎塞，势剧垂危者。常人但知为气急，其病在上，而不知元海无根，亏损肝肾，此子午不交，气脱证也。尤为妇人血海常亏者最多此证。宜急用此饮以济之缓之，可称神剂。凡诊此证，脉必微细无神，若微而兼紧，尤为可畏。倘庸众不知，妄云痰逆气滞，用牛黄、苏合，及青、陈、枳壳破气等剂，则速其危矣。

如兼呕恶，或恶寒者，加煨姜三五片。

如气虚脉微至极者，急加人参随宜。

1　一：疑刻误，同治本作"十"。

如肝肾阴虚，手足厥冷，加肉桂一钱。

续气养荣汤

治产后气短促，问无块痛，宜用此方。

人参二三钱　熟地二钱　当归四钱，酒洗　川芎一二钱　黄芪蜜炙　白术土炒。各一钱　陈皮　干姜炙黑　炙草各四分

枣二枚，水煎服。

如手足冷，加熟附三五分。

汗多，加麻黄根一钱、浮麦一撮。

渴，加去心麦冬一钱、五味子十粒。

大便不通，加酒洗苁蓉二钱、芝麻一撮。

伤食或面，加炒神曲一钱、炒麦芽五分。

伤肉食，加山楂五个或五分、砂仁五分。

一方无熟地黄。

宁神生化汤

治产后块痛不止，妄言妄见，未可用芪、术者。

人参二钱　当归三钱，酒洗　干姜炙黑　炙草各四分　茯神　柏子仁　川芎各一钱　桃仁十粒，去皮尖　益智仁八分　陈皮三分

枣二枚，龙眼肉五个，水煎服。

瘀血不行，合失笑散。

宁心定魄茯神汤

治产后块痛已止，妄言妄见证。

人参　当归酒洗　熟地各二钱　川芎　黄芪蜜炙　白术土炒　枣仁炒，去壳　柏子仁　茯神　益智仁　麦冬去心。各一钱　陈皮三分　五味子十粒，碎　炙草四分

枣二枚，建莲肉去心八枚，桂圆肉八分，水煎服。

芎归泻心汤

治积血上干于心，胀闷昏乱，起卧不安，以致妄言妄语，如见鬼神。

归梢酒洗　川芎　延胡索　蒲黄　牡丹皮各一钱　桂心七分

水煎，另研五灵脂末一钱，食后调服。

《千金》远志汤

治产后心悸恍惚，语言错乱。

人参　当归　远志肉甘草水泡。去骨　芍药炒　麦冬去心　桂心　炙草各一钱　茯苓一钱五分

大枣四枚，生姜三片，水煎服。

心胸逆气，加制半夏五七枚。

龙齿清魂散

治心虚挟血，振悸不宁，产后败血冲心，笑哭如狂。

人参　龙齿醋煅　远志甘草水泡，去骨　归身各五钱

茯神　麦冬去心　桂心　炙草各三钱　延胡索一两　细辛一钱五分

　　为散，每服四五钱，姜三片，红枣一枚，水煎调服。此即平补正心丹去枣仁、柏仁、菖蒲、生地、山药、五味、朱砂，加延胡、细辛、甘草。

加参生化汤见本卷晕厥门。

生化汤见本卷生化汤论后。

大补回阳生化汤见本卷晕厥门，附加参生化汤下。

大补元煎见本卷恶露不止门。

理阴煎见上卷恶阻门。

失笑散见中卷胞衣不下门。

四物汤见上卷安胎门。

补中益气汤　八珍汤　四乌汤俱见上卷诸痛门。

恶露不止论

　　产后恶露不止，非如崩证暴下之多也。由于产时伤其经血，虚损不足，不能收摄，或恶血不尽，则好血难安，相并而下，日久不止，渐成虚劳。当大补气血，使旧血得行，新血得生。不可轻用固涩之剂，致败血聚为癥瘕，反成终身之害。十全大补汤主之。如小腹刺痛者，蒲索四物汤主之。如产后月余，经血淋沥不止，宜用升陷固血汤。《全书》云：因血热者，宜保阴煎、清化饮。因伤冲任之络而不止者，固阴煎加减用之。若肝脾气虚，不能收摄而血不止者，宜寿脾煎。若气血俱虚，而淡血津津不已者，宜大补元煎。若怒火伤肝，而血不藏者，宜薛氏加味四物汤。若风热在肝，而血下泄者，宜一味防风散。

以上诸治法，与《济阴纲目》理同。血崩门亦可参看通治。

蒲索四物汤

治产后恶露不止。

当归一钱五分　川芎八分　熟地黄二钱　白芍酒炒延胡索醋炒。各一钱　蒲黄七分，炒　干姜五分，炒黑

产后忌芍药，而此方用之，审"恶露不止"四字，则产日已久矣，故不忌也。

升陷固血汤

治产后月余，经血不止。陷下者举之。

当归　川芎　熟地　白芷　升麻　血余灰各一钱水煎服。

保阴煎

治一切阴虚内热动血等证。

生地　熟地　芍药各二钱　山药　川续断　黄芩　黄柏各一钱五分　生草一钱

水二钟，煎七分，食远服。

如小水多热，或兼怒火动血者，加焦栀子一二钱。

如夜热身热，加地骨皮一钱五分。

如肺热多汗者，加去心麦冬、炒枣仁。

如血热甚者，加酒炒黄连一钱五分。

如血虚血滞，筋骨肿痛者，加当归二三钱。

如气滞而痛，去熟地，加陈皮、青皮、丹皮、香附之属。

如血脱血滑，及便血久不止者，加地榆一二钱，或乌梅一二个，或百药煎一二钱，醋炒文蛤亦可。

如少年，或血气正盛者，不必用熟地、山药。

如肢节筋骨疼痛或肿者，加秦艽、丹皮各一二钱。

此方芩、连、栀、柏等类，当于产后日久，方可用之。

清化饮

治妇人产后，因火发热，及血热妄行，阴亏诸火不清等证。此方清凉，产后日久方可用之。

芍药　麦冬去心。各二钱　丹皮　茯苓　黄芩　生地各二三钱　石斛一钱

水一钟半，煎七分，食远温服。

如觉骨蒸多汗者，加地骨皮一钱五分。

热甚而渴，或头痛者，加煅石膏一二钱。

下热便涩者，加木通一二钱，或炒黄柏、炒栀子皆可随证用之。

如兼外邪发热，加柴胡一二钱。

以上保阴、清化二方，盖因产家或过慎太暖，或因年力方壮而饮食药饵太补过度，致火动病热，下血日久不止。此产后间有之实证，故录是方以备用。

固阴煎

治阴虚滑泄，带浊淋遗，及因虚不固。此方专主肝肾。

人参随宜　熟地三五钱　山药二钱，炒　山茱萸一钱五分，去核　远志七分，甘草水泡去骨，炒用　炙草一二钱　五味子十四粒　菟丝子二三钱，炒香

水二钟，煎七分，食远温服。

如虚滑遗甚者，加金樱子肉二三钱，或醋文蛤一钱，或乌梅二个。

如阴虚微热而经血不固者，加制川续断肉二钱。

如下焦阳气不足而兼腹痛溏泄者，加补骨脂、吴茱萸之类，随宜用之。

如肝肾血虚，小腹痛而血不归经者，加当归二三钱。

如脾虚多湿，或兼呕恶者，加土炒白术一二钱。

如气陷不固者，加炒升麻一钱。

如兼心虚不眠，或多汗者，加炒枣仁二钱。

寿脾煎

治脾虚不能摄血等证，及妇人无火崩淋。凡兼呕恶，尤为危候，速宜用此救脾，则统血归源矣。若再用寒凉，胃气必脱，无不死者。

人参随宜，一二钱。急者，用一两　白术二三钱　当归二钱　山药二钱　枣仁一钱五分　远志三五分，制　干姜一二钱，炮黑　炙草一钱　莲肉二十粒，去心，炒

水二钟，煎服。

如血未止，加乌梅二个。凡畏酸者，不可用。或加地榆一钱五分亦可。

滑脱不禁者，加醋炒文蛤一钱。下焦虚滑不禁，鹿角霜二钱为末，搅入药中服之。气虚甚者，加炙黄芪二三钱。

气陷而坠者，加炒升麻五七分，或白芷亦可。

兼溏泄者，加炒补骨脂一钱。

阳虚畏寒者，加制附子一二钱。

血去过多，阴虚气馁，心跳不宁者，加熟地七八钱，或一二两。

大补元煎

治男妇血气大坏，精神失守，危遽等证。

人参一二钱，多则用一二两　山药二钱，炒　熟地二三钱，多则用二三两　杜仲二钱，盐水炒断丝　当归泄泻者去之　枸杞各二三钱　山萸肉如畏酸、吞酸者，去之　炙草各一钱

水二钟，煎七分，食远温服。

如元阳不足多寒者，加制附子、肉桂、炮姜之类，随宜用之。

如气分偏虚者，加炙黄芪、土炒白术。若胃口多滞者，不必用。

如血滞者，加川芎，去山茱萸。

滑泻者，加五味、炒故纸之属。

薛氏加味四物汤

养肝血，清肝火。

熟地　当归各三钱　芍药二钱　川芎　山栀炒　柴胡丹皮各一钱

水二钟，煎服。

《良方》一味防风散 一名独圣散

防风去芦

为末，每服二钱，空心，食前，用酒煮白面清饮调下。治肝经有风，以致血得风而流不归经者，极效。

十全大补汤 见上卷胎不长养门。

气喘论

凡产后，若因风寒外感，邪气入肺而喘急者，必气粗胸胀，或多咳嗽，自与气短似喘上下不接者不同，治当疏散中兼补为主，宜金水六君煎，或六君子汤。若单以寒邪入肺，气实气壅而本无虚者，宜六安煎，或二陈汤加苏叶之类主之。又有瘀血入肺，必面黑发喘，与气短似喘大不相同，用二味参苏饮治之。或有气虚血瘀泛上者，用六君子调服失笑散，亦效。

金水六君煎

治肺肾虚寒，水泛为痰。或年迈阴虚，血气不足，外受风寒，咳嗽，呕恶，多痰，喘急等证。

当归　半夏制　茯苓各二钱　熟地三五钱　陈皮一钱五分　炙草一钱

水二钟，生姜三五片，煎八分，食远温服。

如大便不实而多湿者，去当归，加山药。

如痰甚气滞，胸胁不快者，加白芥子七八分。

如阴寒甚而嗽不愈者，加细辛五七分。

如兼表邪寒热者，加柴胡一二钱。

六安煎

治风寒咳嗽，及非风初感，痰滞气逆等证。

陈皮一钱五分　半夏二三钱，制　茯苓二钱　杏仁去皮尖，碎　甘草各一钱　白芥子五七分。凡老年气弱及产后者，不用

水一钟半，加生姜三五片，煎七分，食远服。

若气虚猝倒，及气平无痰者，不可用此剂。

六君子汤见上卷诸痛门。

二陈汤见上卷子烦门。

二味参苏饮见本卷三冲证门。

失笑散见中卷胞衣不下门。

恶露不下论

凡产后脏腑劳伤，气血虚损，或胞络挟于宿冷，或当风取凉，风冷乘虚而搏于血，壅滞不宣，积蓄在内，故不下也。宜温暖活血，则血自行。此必小腹胀满刺痛无时，宜用血证黑神散。予每治此证，用生化汤倍桃仁，调失笑散，生新行瘀，频以黑沙糖冲滚汤，少滴无灰酒服之。如素不饮，或恐发晕，即不加酒亦可，每每获效。

又或因脾胃素弱，中气本虚，败血亦少，气乏血阻，不能尽下。其证乍痛乍止，痛亦不甚。不可用大黄等药攻之，反增别病，加减八珍汤主之，或生化汤多服数帖亦效。薛氏止用失笑散治之，《尊生》《锦囊》均用四味散治效。

一产妇患前证，服峻厉之剂，恶露随下，久而昏愦，以手护其腹。此脾气复伤作痛，故用手护也。以人参理中汤加肉桂，二剂，补之而愈。

加减八珍汤

人参八分或一钱　白术土炒　茯苓各一钱　归身二钱
川芎　赤芍各八分　熟地一钱五分　延胡索炒　制香附各
七八分　炙草五分

姜枣引，水煎，食前服。

四味散

治瘀血不下，及疗才分娩一切诸疾。

当归　延胡　血竭　没药各五分

为末，用热童便半钟，调服。

血证黑神散 见上卷谵语门。

生化汤 见本卷生化汤论后。

失笑散 见中卷胞衣不下门。

脱汗亡阳及诸汗论

产妇分娩，既已亡血，而又多汗，极危证也。盖汗
者，心之液，荣于内为血，发于外为汗。血液属阴，阴
亡阳亦随之而走，故曰脱汗亡阳。其用药与他证不同，
但血块作痛，芪、术又未可遽加。如倦甚溅溅汗出，形
色又脱，速灌加参生化汤，倍参以救危急，毋拘块痛，

俟汗止再去参服之。经曰：阳气者，精则养神，柔则养筋。多汗不止，必发柔痉。气血俱虚，当用十全大补汤。不应，加附子。予谓无块痛者，当用之。此证若服参、芪重剂，而汗多不止，及头汗出不至腰足，难治。

自汗不止，皆由劳伤心神，不能镇守其液，治当健脾胃，散水谷之精以归肺，益其荣卫，而虚血归源，灌溉四旁，不使妄行于外而为汗也。亦用加参生化汤或麻黄根汤，并间用黄芪、五味煎汤送六味丸。《医通》云：因外感多汗者，黄芪建中汤治之。

盗汗者，睡中汗出，醒来即止，犹盗贼之瞰人睡而盗之，谓之盗汗，非自汗可比。此因亡血阴虚，阳气偏盛。《内经》云：阳加于阴则发汗。治当兼用血分药品。《杂病》虽有当归六黄汤，然寒而腻膈，又不可治产后之盗汗也，宜止汗散主之。

头汗者，或因湿热，或因瘀血，当审虚实治之。

半身汗出，昔人用二陈合四物，治多不效，以血药助阴，闭滞经络也。此属气血不充而有寒痰留滞，非大补气血兼行经豁痰不效，宜十全大补、人参养荣加星、半、川乌。若肥人，多加豁痰行气药。如瘦人，乃气血本枯，夭之征也。

麻黄根汤

治产后虚极，自汗不止。

人参一钱或二钱　当归二钱　黄芪一钱五分，蜜炙　麻黄根　牡蛎煅　麦冬去心　浮麦各一钱　桂枝五分　炙草

四分

水煎服。

如无块痛，加土炒白术一钱、熟地三钱。

手足冷，加熟附子一片、炮姜四分。

渴，加去心麦冬一钱、五味子十粒。

恶风寒，加防风五分。

肥人，加竹沥一小盏，生姜汁半茶匙，以清痰火。并间服六味丸七八十丸，用炙黄芪、五味子煎汤送下。

黄芪建中汤 附：小建中汤、内补建中汤

桂枝三钱　白芍六钱，炒　炙草二钱　黄芪一钱五分，蜜炙　胶饴一合　生姜五片　大枣四枚，擘

右开乃古方分两，后人多有减用者：桂枝一钱，白芍二钱，炙草七分，胶饴三钱，姜三片，枣二枚。

《千金》多人参二钱。

桂枝汤者，和营表药也，倍芍药加胶饴，便能建立中气，故名小建中汤。以芍药之酸，敛护营血；胶饴之甘，培养中土。能治风木乘脾，寒热腹痛。再更加炙黄芪，即黄芪建中汤，治虚劳感寒，发热自汗。以黄芪实卫气，使营卫脏腑俱和，而受益多矣。

《千金》于小建中方加入当归，名曰内补建中，其调和中外之力可知。

止汗散

治产后盗汗。

人参二钱　麻黄根一钱五分　当归酒洗　熟地各三钱。如有块痛不用　黄连五分，炒　浮麦一钱

水煎服。

一方用牡蛎末五钱，炒小麦麸八两。二味兼服三五钱，猪肉汁调服。

人参养荣汤

治心脾虚寒，荣血不足，寝汗发热。

人参　黄芪蜜酒炙　炙草　白术土炒　茯苓　陈皮　熟地　当归酒拌。各一钱　芍药一钱五分，炒　肉桂八分　远志五分，甘草水制，去骨净，取肉　五味子七分，炒，捶碎

姜三片，枣二枚，水煎服。

二陈合四物名八物汤。因不用，故不录方。

加参生化汤 见本卷晕厥门。

六味丸 见上卷诸痛门，附六味地黄汤下。

十全大补汤 见上卷胎不长养门。

伤食论

产后形体劳倦，脾胃俱伤。是以新产之后，去膏粱，远厚味，食粥茹蔬，以为调摄。不知者，惟虑产后

之虚，以厚味为有补。更有本不思食而强与之，胃虽少纳，脾难转运，易至食停痞塞，甚而伤食发热，切勿误认为阴虚。更有食滞腹痛，又勿错疑为血凝。治斯证者，体认正实。如发热而饮食调者，方可补血。若恶食嗳酸者，食滞之征，即当扶元为主，补气养血，健脾助胃，审伤何物，佐以何药消导，则脾气复而转输易，滞物行而胃思谷矣。如此补消兼治，无有不安。

故善治者，治法有先后缓急，论证因块痛有无，产后有日数新久，能重产虚之本，而兼去停积之标，攻补如法，无不应手而愈。故有生化消食汤、健脾消食汤之分别施治。如误服峻药，过于消导，致不思谷，惟活命丹可救。予每见治产者，但知速消食物，反损正气，益加满闷。一剂不效又加峻药，一医无功又更一医，先后互异，轻证反重，以致命绝。病家自归命数，医家以为尽技，岂不惜哉！

生化消食汤

治产后块痛未止，停食痞塞。

川芎二钱　当归五钱，酒炒　干姜炙黑　炙草各四分
桃仁十粒，去皮尖　神曲炒　麦芽炒。各六分

水煎服。

伤肉食，加山楂五分、砂仁五分。

伤寒物，加吴茱萸一钱、肉桂五分。

虚人，加人参一钱，或二钱。

健脾消食汤

治产后块痛已除，停食痞塞。

人参二钱　当归三钱，酒洗　川芎　神曲炒。各一钱
白术一钱五分，土炒　山楂　砂仁各六分　麦芽　炙草各
五分

水煎服。

或停寒日久，脾胃弱甚，虽药不能即运，须以手揉
按。或炒麸曲熨法亦妙。

长生活命丹

治过服消导之药，致令少食，或本思食之人，反令
绝食。

人参三钱

用新罐或银吊[1]，水钟半，煎七分，再用饭锅焦研
粉。先用些须，以参汤调送二三茶匙，引开胃口。后渐
渐加多，渐加参汤，陆续调服。煎参不可用药罐，恐闻
药发呕。此方曾活数十余命，神效。

忿怒气逆论

产后忿怒气逆，胸膈不舒，甚而作痛者，兼之血块
又痛，宜木香生化汤，则自然血块速化，怒气易散，并

---

1 银吊：银制器皿，用以熬粥、煲汤、煎药。

治而不悖也。若轻产而重气，偏用香附、乌药、枳壳、香、砂之类，以散气行块，而元气反损，闷满疼痛益增，非善治产者也。又如怒后即食，胃弱停闷，已无块痛，宜用健脾化食理气汤；再审何物所伤，则佐以何药消之，痛闷即除。慎勿轻用槟榔丸、流气饮等方，以散气化食，则虚弱产妇重虚之祸不可胜言矣。

木香生化汤

治产后块痛未除，日受气恼，至效。

川芎二钱　当归六钱，酒洗　干姜四分，炙黑　陈皮三分　木香二分，磨，冲服

水煎服。

若怒后伤食，与伤食治同。审伤何物，以何药消之。

健脾化食理气汤

治产后无块痛而受气伤食者。

人参　白术土炒　当归酒洗。各二钱　川芎一钱　干姜炙黑　炙草各四分　陈皮三分

水煎服。

如伤面，加炒神曲、炒麦芽。

伤肉，加山楂、砂仁。

伤寒物，留滞胁间作痛，加桂枝、吴茱萸，亦有止加桂枝八分亦可。

头痛论

人身之中，气为阳，血为阴，阴阳和畅，斯无病矣。夫头者，诸阳之会也。产后去血过多，阴气已亏，而虚阳失守，上凑于头，则令头痛。但补其血，则阳气得从，而头痛自止。间有败血停留子宫厥阴之位，其脉上贯巅顶，作巅顶痛者，虽有身热恶寒之候，只宜生化汤加减，慎不可用羌、独等药。盖由正阳亏损，浊阴得以犯上，陷入髓海，为胀为痛。是非清阳升复，则浊阴不降。在里内起之邪为病，非若外入之邪，可表而愈也。况生化汤中，芎、姜亦能散表邪，桃仁亦能逐瘀血，是又可兼治，再少为因证加入，又何用另方轻产而施治乎？

《尊生》治血虚头痛，用芎归汤；治感冒头痛，参苏芎归汤。密斋治停瘀头痛，用血证黑神散。如正头痛，旦发夕死，不治。

产后芎归汤 [1]

治产后血虚头痛。

当归　川芎各二钱五分

水煎服。

有汗是气虚，加人参五七分、桂心三分。

感寒，加天麻、白芷、羌活各四分。

1 原书目录后有小字"即佛手散，此方因证加药治法"。

参苏芎归汤

治产后感冒。

人参　紫苏　干葛各一钱　当归　川芎各二钱

姜一片，煎服。

生化汤 见本卷生化汤论后。

血证黑神散 见上卷谵语门。

心痛即胃脘痛论

人之胃脘，居于心下，产后或伤寒气及冷物而作痛，因痛近于心，俗呼为心痛。殊不知心为君主之官，主血行气，统驭脏腑。血气盛则泰然安宁，血不足则怔忡惊悸不安耳，岂可痛乎？若寒伤心经，为正心痛，与正头痛证同，皆无药可救。手足甲见青黑色，旦发夕死，诸书论之详矣。

凡胃口痛，当散胃中之冷物，生化立效方治之，无有不安。若独用热药攻寒，其痛虽止而血妄行，反虚产母。况寒者必挟虚，而燥热者，必佐阴药，方能制其僭越也。至于绵绵而痛，当问血块尽，又可揉按而少止是虚，当用补剂。大抵产后寒食，上攻于心则心痛，下攻于腹则腹痛，治心腹之痛，大约相同。冯氏云：产后阴血亏损，随火上冲心络，名曰心包络痛，宜归脾汤主之。《医通》用理中加当归治之。

生化立效方

治产后因伤冷物，胃脘作痛。

川芎二钱　当归四钱　桃仁十粒，去皮尖　干姜炙黑
炙草各五分　肉桂　吴茱萸各四分

水煎服。

一方无桃仁。

伤肉食，加山楂、砂仁。

面食，加炒神曲、炒麦芽。

大便秘，加酒洗苁蓉。

《尊生》云：如不止，蒲黄二钱五分，五灵脂一钱
四分，木通一钱，赤芍一钱，没药一钱，延胡一钱五
分，姜黄一钱五分，盐卤一滴。此盖因瘀作痛，服前药
痛仍不止而用也。

归脾汤见上卷胞漏小产门。

理中汤见上卷疟门，附枳实理中汤下。

腹痛论

产后腹痛，先问血块。如有血块，只服生化汤，甚
则调失笑散，其块消而痛自止。《尊生》亦用生化汤，
稍久始调失笑散，下延胡一钱。

若风冷乘虚入腹，或内伤寒凉之物作痛，得人按摩略止，或热物熨之略止，宜加味生化汤。密斋用当归建中汤治之。

冯氏云：产后恶露，或因外感六淫，内伤七气，致令斩然而止。瘀血壅滞，所下不尽，故令腹痛，当审因治之。如产后数朝内，饮食如常，忽作腹痛，六脉沉伏，四肢厥冷，此恶血不尽，伤食裹血而脉不起也，不可误认气血两虚而用大补，须兼消导行血之药。但产后恶露不尽，留滞作痛亦常有之，然与虚痛不同，必其由渐而甚，或大小便不行，或小腹硬实作胀痛极，不可近手，或自下上冲心腹，或痛极，牙关紧急。有此实证，当速去之。近上者，宜失笑散；近下者，宜通瘀煎。未效，用决津煎为善。

又有腹痛定于一边及小腹者，此是侧卧败血留滞所致。《医通》用四乌汤加蓬术，然亦不若决津煎为当也。

《金匮》云：产后腹中㽲痛，当归生姜羊肉汤主之。盖㽲痛者，缓缓痛也，属客寒相阻，故以当归通血分之滞，生姜行气分之寒。君以羊肉者，所谓形不足补之以味，况羊肉又能补气，㽲痛属气弱，故宜之。若妇人产当寒月，寒气入产门，脐下胀痛，手不可犯，此寒疝也。亦宜当归生姜羊肉汤治之。密斋云：产时寒气客于子门，入于小腹，或坐卧不谨，使风冷之气乘虚而入，此寒疝，但不作胀，且无形影为异，治以金铃子散。

予考《金匮》、密斋之论寒疝不同。《金匮》云：脐下胀痛，手不可犯。盖有寒凝瘀滞也。密斋云：但不作胀，且无形影。是无瘀滞也。

又有产后脾虚、肾虚而为腹痛者，此不由产，而由脏气不足。若脾气虚寒，为呕吐、为食少而兼腹痛者，宜五君子煎及六君子汤主之。若肾气虚寒，为泻、为痢而兼腹痛者，宜胃关煎或理阴煎主之。冯氏用六君子汤送四神丸治之。

若胸膈饱闷，或恶食吞酸，腹痛手不可按，此饮食所伤，治法见伤食门。

若食既消而仍痛，按之不痛，更加头痛、烦热作渴、恶寒欲呕等证，此是中气被伤，宜温补脾胃为主。

若发热腹痛，按之痛甚，不恶食吞酸，此是瘀血停滞，失笑散消之。

若止发热头痛腹痛，按之却不痛，此是血虚，初产生化汤，日久用四物加炮姜、参、术以补之。

若产后恶露既去而腹仍痛，四神散调补之。不应，八珍汤治之。《医通》云：若下焦虚寒，用六味丸加桂。

加味生化汤

治产后风冷，或伤寒物腹痛。

川芎二钱　当归四钱　炮姜四分　桃仁十粒，去皮尖
炙草五分　桂枝四五分

水煎服。

伤食，照生化立效方加法。

《尊生》于生化汤内加炒白芍五分、桂枝五分。痛止减去。

当归建中汤

治风冷乘虚入腹，或伤寒冷物腹痛。

当归酒洗　白芍酒炒　桂心　炙草各二钱

姜五片，枣三枚，水煎。入饴糖三匙，搅匀热服。

《金匮》当归生姜羊肉汤

治产后腹中疠痛，及寒月生产，寒气入于子门，手不可犯，脐下胀满。并治寒疝，虚劳不足，及胁痛里急者。

当归一两　生姜一两五钱　羊肉二斤，生

先煮羊肉，去滓及沫，取清者，煮当归、生姜，温分三服。

亦有加入葱、椒、盐以适口者。

若寒多者，倍生姜。

痛多而呕者，加橘皮、土炒白术。

后人治产后腹中疠痛，用大剂人参、阿胶、生姜煎服，效。此即当归生姜羊肉汤之变法。

金铃子散

治产后寒气入于小腹，而为寒疝，非若血滞之作胀而有形影者。

川楝子去核　小茴香炒　补骨脂　桂心各一钱

姜引，水煎。加木香一钱，水磨汁，和匀，食前热服。予谓木香磨汁，二三分，冲服，亦足矣。

五君子煎

治脾胃虚寒，呕吐泄泻而兼湿者。

人参二三钱　白术土炒　茯苓各二钱　干姜一二钱，炒黄　炙草一钱

水煎服。

胃关煎

治脾肾虚寒作泻，或甚至久泻，腹痛不止，冷痢等证。

熟地三五钱　山药炒　白扁豆炒。各二钱　吴茱萸五七分，制　焦干姜一钱　白术一二三钱，土炒　炙草一二钱

水煎服。

泻甚者，加面煨肉豆蔻一二钱，或破故纸亦可。

气虚势甚者，加人参，随宜用。

阳虚下脱不固者，加制附子一钱。

腹痛甚者，加木香七分，或加制厚朴亦可。

滞痛不通者，加当归二三钱。

滑脱不禁者，加乌梅二个，或北五味二十粒。

若肝邪侮脾者，加肉桂一钱。

四神丸 [1]

治肾虚肝气逆，不能消克，腹胀泄泻，并治五更肾泻神效。

---

1 原书目录后有小字"附二神丸"。

补骨脂四两，酒浸一宿，炒　肉豆蔻二两，面裹煨，去面　吴茱萸一两，盐汤泡　五味子三两或二两，炒

为末，蒸饼丸。或姜煮枣，取枣肉，去姜，捣为丸，梧子大，每服二钱，米汤、温酒任下。

一方补骨脂、肉豆蔻等分，吴茱萸、五味子减半。

止用补骨脂、肉豆蔻二味，枣肉为丸，名**二神丸**，治五更早泻功同。

四神散

治产后血虚，或瘀血腹痛。

当归二钱　川芎　白芍炒透。各一钱　炮姜五分

水煎服。

予谓白芍治血虚腹痛则可，若治瘀血作痛，未必然也。今炒透而与炮姜合用，故血虚瘀痛兼治之。

生化汤见本卷生化汤论后。

失笑散见中卷胞衣不下门。

通瘀煎　决津煎俱见上卷鬼胎门。

四乌汤　六君子汤　八珍汤　六味丸俱见上卷诸痛门。

理阴煎见上卷恶阻门。

四物汤 见上卷安胎门。

小腹痛并儿枕论

产后虚中感寒，及饮食冷物，下攻小腹作痛，前已论之矣。又有因血虚痛及小腹者，亦服生化汤妙。至血块作痛，俗名儿枕痛者，亦用生化汤；不应，用延胡生化汤均可。

冯氏用芎、归、益母、山楂、香附、陈皮煎服。甚者，加炒五灵脂。密斋云：脐下胞胎所系之处，血之所聚也。产后血去不尽，即成小腹痛证，刺痛无时，痛则有形，须臾痛止，又不见形，血证黑神散主之。

然有产妇小腹作痛，服行气破血药不效，其脉洪数，此瘀血内溃为脓也。是因营卫不调，瘀血停滞，宜急治之，缓则腐化为脓，最难治疗。若流注关节，则患骨疽，失治多为败证。脉数而洪，已有脓；迟紧乃瘀血也，下之愈。若腹胀大，转侧作水声，或脓从脐出，或从大便出，用蜡矾丸、太乙膏下脓而愈。

延胡生化汤

治小腹儿枕块痛。

川芎二钱　当归四钱，酒洗　桃仁十粒，去皮尖　炮姜　炙草各四分　延胡一钱

水煎服。

或用生化汤送延胡索散一钱，治同。亦能治寒气痛。

如无块，但小腹痛，可按而止者，属虚，以生化汤加入延胡索散，再加入熟地二钱。

延胡索散

肉桂　延胡

各等分，合为细末，听用。

蜡矾丸

治一切疮痈恶毒。先服此丸，护膜托里，使毒不攻心。或为毒虫蛇犬所伤，并宜服之。

黄蜡二两　白矾一两

先将蜡溶化，候少冷，入矾，和匀为丸，如小绿豆大。每服十丸，或二十丸，渐加至百丸，则有力。疮愈后，服之亦佳。

一方加雄黄，名雄矾丸，治蛊毒、蛇犬虫咬毒。

黄蜡甘温，白矾酸涩，并能固膜护心，解毒定痛，托里排脓，使毒气不致内攻，故外科诸证之所必用也。

太乙膏

治内外一切痈疡。

黑参　白芷　归身　肉桂　大黄　赤芍　生地各二两

右切为片，麻油二斤浸，春五、夏三、秋七、冬十日。煎熬去滓，滤净，再熬。徐下黄丹，不住手搅，滴水不散为度。内痈可丸服之。

生化汤见本卷生化汤论后。

血证黑神散见上卷谵语门。

腰痛论

产后腰痛者，由肾位系胞，腰为肾府，产则劳伤肾气，损动胞络，或虚未平复，而风冷乘之，二者皆致腰痛。若寒冷邪气，连滞背脊，痛久未已，后忽有孕，必致损动，宜养荣壮肾汤主之。如产后日久腰痛，济阴大造丸治之。如恶露方行，忽断绝不来，腰中重痛，下注两股，痛如锥刺入骨，此血滞经络，不即通之，必作痈疽。《医通》用调经散加鲮鲤甲，或琥珀地黄丸亦宜。切勿误用五积散等辛温之药。盖五积之治瘀血作痛，以苍术为君，麻黄为臣，厚朴、枳壳为使，虽有归芍之补血，仅及苍术三分之一，不思产后之妇，即有寒邪，血气未充，似难发汗，不过借药性温和，可以推陈致新，岂可用麻黄之悍，苍术之燥散，虚而又虚？祸不旋踵矣。

养荣壮肾汤

治产后腰痛，属劳伤或风寒所乘。

当归二钱　独活　桂心　川芎　杜仲盐水制断丝　续断制，取净肉　桑寄生各八分，取正桑树上者　防风四分

生姜三片，煎服。

如服二帖后疼痛不止，肾虚也。加熟地三钱再服。

失血过多者，加当归二钱，蜜炙黄芪、酒炒白芍各一钱五分。

《局方》调经散

治产后败血，乘虚停积于五脏，循经流入于四肢，留滞日深，腐坏如水，渐致身体面目浮肿。或因产败血上干于心，心不受触，致心烦躁，卧起不安，如见鬼神，言语颠倒，并宜服之。

赤芍　没药别研　琥珀别研　桂心　当归各一钱　细辛去苗　麝香别研。各五分

右为末，和匀，每服一钱，温酒入生姜少许服。

一方，每服五分，以痛止为度。

琥珀地黄丸

治产后恶露未净，胸腹痛，小便不利。

琥珀别研　延胡同糯米炒，去米　当归各一两　蒲黄四两，生半、炒半　干生地八两　生姜一斤

右将地黄咀碎，酒浸。生姜切片。各捣取汁，留滓。无油杓中，用姜汁炒地黄滓，地黄汁炒姜滓，各干为末，忌犯铁器。炼白蜜为丸，弹子大。每服一丸，空心，当归煎汤调服。

济阴大造丸见上卷补益门。

胁肋痛论

产后胁痛，乃败血流入肝经，其厥阴之脉，循行胁肋，故作痛。此证有虚实，宜分治之，不可误也。如胁下胀，手不可按，是瘀血也，宜去其血，芎归泻肝汤主之。如胁下痛，喜人按，其气闪动肋骨，状若奔豚者，此去血太多，肝脏虚也，当归地黄汤主之。

《医通》云：胁痛宜分左右。盖左属血，血藏于肝，肝伤有死血故痛，加减小柴胡汤。右属脾，脾有痰积则痛，加减补中益气汤。左右俱痛者，属虚，补中益气汤加桂，下六味丸。然痰气亦有流于左胁，必与血相持而痛。血积亦有伤于右胁，然必因脾气衰而致。又左有怒气伤肝，右有气郁伤脾，不因血与痰而痛。其间治法，善杂证者可默悟矣。

冯氏云：产后胁痛，若肝经血瘀，延胡索散。若肝经气虚，四君子加柴胡、薄桂。若肝经血虚，四物加参、术、柴胡。若肾水不足，不能生肝，六味丸。若肺金势盛，克制肝木，泻白散。然若不用姜、桂辛温，助脾肺以行药力，不惟无以施功，反添其胀矣。《尊生》云：胁痛属气滞，归芍清肝饮治之。盖肋与胁部位不同，不可认而为一，腋之下有骨处为肋，肋之下无骨处为胁。

芎归泻肝汤

治产后瘀血胁痛，手不可按。

归尾一钱　川芎　香附童便制。各八分　青皮　枳壳

麸炒。各六分　桃仁八粒，去皮尖　红花四五分

水煎熟，去滓，入酒、童便服。

瘀甚，药分两或可加倍。

当归地黄汤

治产后肝血去多，胁虚而痛。

人参　当归酒洗　白芍酒炒　熟地各一钱五分　陈皮
炙草　桂心各一钱

姜枣引，水煎服。

加减小柴胡汤

治产后左胁痛。

小柴胡汤见上卷诸痛门去黄芩，加丹皮、制香附、薄
桂、当归、童便。

加减补中益气汤

治产后右胁痛。

补中益气汤见上卷诸痛门去升麻，加葛根、制半夏、
茯苓、麸炒枳壳。

生姜引。

泻白散附：加味泻白散

治肺火喘嗽气急，手足心发热。

桑白皮姜汁和蜜炙　地骨皮各一两　炙草五钱　粳米
百粒

为散。每服四五钱。

一方米不为散，用米并竹叶为引，水煎服。

加橘红、桔梗，名加味泻白散。

归芍清肝饮

治产后气滞胁痛。

当归一钱五分　白芍　桔梗各六分　槟榔　枳壳麸
炒。各三分　桂心　青木香　柴胡各二分五厘

水煎服。

补中益气汤 见上卷诸痛门。

六味丸 见上卷诸痛门，附六味地黄汤下。

延胡索散 见本卷小腹痛门。

四君子汤 见上卷胎逆上逼门。

四物汤 见上卷安胎门。

手足身痛论

产后遍身疼痛者，因产百节开张，血脉流散，气弱
不充，则经络间血多凝滞不散，筋脉急引，骨节不利，
故有腰背不能转侧，手足不能伸屈，或身热头痛者，起

痛散主之。若误作伤寒，发表汗出，则筋脉眮动，手足厥冷，变为痉证，又当十全大补汤也。若指节疼痛，补中益肾汤。足膝肿或痛，独活寄生汤。

《医通》云：产后败血，或流于腰胯，或流入髀股，痛不可拊，痛处热肿，流注日深，渐至身面浮肿，调经散或琥珀地黄丸最当。若虚风所侵，以致肢体沉重不利，筋脉急引，发热头痛，四神散加桂枝、姜、枣，和营止痛最捷，勿误为伤寒治也。以手按而痛亦甚，是瘀滞。按而痛少缓，是血虚。以此别虚实，庶无差谬。冯氏云：产后手足身痛，是血虚不能荣也。手足走痛者，是气血不能荣养四末。而浊气流于四肢则肿，阴火游行四旁则痛也。不出养荣加黑姜主之。

起痛散 [1]

治产后遍身疼痛，由气血虚有滞，不可误作伤寒施治。

当归二钱，酒浸　黄芪一钱，蜜炙　白术土炒　怀牛膝蒸　独活　肉桂　韭白各八分　甘草三分

姜三片，水煎，热服。《尊生》方无黄芪，韭白止五分。

补中益肾汤

专治产后虚劳，指节疼痛，头疼汗出。

---

1 起痛散：此方在《妇人大全良方》《经效产宝》中名"趁痛散"，其中"韭白"作"薤白"。

人参　黄芪蜜炙　淡豆豉各一钱　当归二钱，酒浸
韭白五分　生姜三片　猪肾一付

先将猪肾煎熟，取汁二盏，煎药八分，温服。

十全大补汤见上卷胎不长养门。

独活寄生汤见上卷诸痛门。

调经散　琥珀地黄丸俱见本卷腰痛门。

四神散见本卷腹痛门。

养荣汤见本卷脱汗亡阳门。

发热论

产后七日，内外发热，其证多端，除伤食发热已论
见伤食门矣。然又有发热、恶寒、头痛似太阳证，或寒
热、头痛、胁痛似少阳证，皆由气血两虚，阴阳不和，
其状颇类伤寒。治者慎勿轻产而执偏门，以麻黄汤治类
太阳证，以柴胡汤治类少阳证。盖产后大血空虚，一经
发汗，重则亡阳，轻则筋惕肉瞤，或郁冒昏迷，或搐搦
便秘，变证百出矣。

昔仲景云：亡血家不可发汗。丹溪云：产后切不可
发表。二先生非谓产后无伤寒之证也，非谓柴胡、麻黄

汤之不为对证也，诚恐后学执偏门而轻产，泥成方而发表耳。虽明知感有外邪，其生化汤内芎、姜亦能散之，否则辛散生化汤亦可，何用发表以犯不可汗之禁乎！产时伤力发热，去血过多发热，恶露不快发热，三日蒸乳发热，早于起床劳动发热，多因血虚阳无所依，浮散于外而为热。只服生化汤二三剂，去恶生新，阳生阴长，其诸热悉能退之。

《尊生》用丹溪法，以四君子汤加芎、归、黄芪、炮姜，治产后发热，亦甘温除大热意也。又云：大热、面赤、大渴、脉洪大而虚者，黄芪、当归等分煎服。此仿当归补血汤也。冯氏用四物为君，去川芎，生地换熟地，加软苗柴胡、人参、炮姜，治热最效，此亦取炮姜收其浮散之热，而兼芍药敛阴之意。

予谓当分块痛有无，如七日内尚有块痛，及初产时发热，自宜生化汤为妙，其参、芪、柴、术、地、芍尚须缓用。若无块痛，产日已久，《尊生》、冯氏之方，亦合经旨也。

养葵云：如胎前原有阴虚火证，产后去血过多，必大热、烦躁、汗出等证，若大补气血，其证必甚。当用逍遥散以清肝火、养肝血。因其去血既多，肝虚血燥之故，不可泥于气血两虚而治。予谓此以肝虚有火立论，当以脉候参详可耳。

薛立斋又云：新产妇人，阴血暴亡，阳无所附而外热，宜四物加炮姜，补阴以配阳。若系误用寒凉克削之剂而外热者，此为寒气格阳于外，宜四君子加姜、桂。

不应，急加附子。若肌肤发热，面赤、大渴、引饮者，此血脱发燥也，当归补血汤。又曰：产后虚烦发热，乃阳随阴散，气血俱虚，故恶寒、发热。若误作火证，投以寒凉；误作表证，轻用表散，祸在反掌。予谓立斋之论及治法，深得产后之要，但四物加炮姜一方，不若易生化汤则全美矣。

辛散生化汤 附：辛散汤

治产后感冒风寒，恶寒、发热、头痛。

川芎一钱五分　当归三钱　炙草　干姜炙黑　羌活防风各四分　桃仁十粒，去皮尖

水煎服。若头疼身热不除，加白芷八分、细辛三分。

头疼如破，加连须葱头五根。

虚加人参二三钱。

一方用生化汤，加白芷八分，羌活、细辛各四分，葱头五根，不用防风，通治之。虚亦加人参，名辛散汤。

予谓产后七日前，当用生化汤；七日后可用此方。

当归补血汤

治血虚至夜发热，烦渴引饮，其脉洪大而虚，重按全无者。

黄芪六钱，蜜酒炙　归身二钱

水煎服。

生化汤见本卷生化汤论后。

四君子汤 逍遥散俱见上卷胎逆上逼门。

四物汤见上卷安胎门。

大便燥秘论

产后大便燥秘，由于去血过多，胃中枯燥，精微不及下输，以至糟粕壅滞不通。况大肠主津，产妇内亡津液，则干涸失其传导变化之权，故令便难。多服生化汤，则血旺气顺，自润而通。或服养正通幽汤亦可。倘不大便，而无所苦，即勿药亦可。所以产后，每至三五日之久，甚至八九日而大便始通者，皆其常也。即有似伤寒三阴证，潮热汗出，或口燥腹满，或谵语便秘，燥粪宜下等证，乃气血枯竭，虚证类实，慎勿执偏门而轻产，妄议三承气汤以下之。

或有血虚火燥不便者，不可计其日数，必待腹满觉胀，欲自去而不能，此乃结在直肠，用润肠粥润之自通。《全书》用济川煎主之，慎不可用导法。倘润之不通，势急有无可如何者，用蜜煎导之；将蜜煎褐色成膏，入水捏成枣样，纳入肛门，其结粪自化而出。或削酱瓜、酱姜如蜜枣导法。此亦权宜之计耳。惟猪胆汁导切记禁用，以其苦寒误用，每至发呃。倘服苦寒药攻通，反伤中焦元气，或愈结难通，或通泄不止，斯成败证矣。

《医通》云：血虚火燥，用四物汤加何首乌润下之。立斋云：若去血过多，十全大补汤。气血俱虚，用八珍汤。如数日不通，饮食如常，腹中如故者，八珍加桃仁、杏仁治之。冯氏云：大便难，惟宜调中养血，切不可单用麻仁、枳壳，徒耗肠胃中生养之气而无功也。有治大便日久不通，大料芎、归，服至斤数，方得取效，仍兼服润肠粥。如大小便俱秘，恶露不行，方论俱见恶露不下门。

养正通幽汤

治产后大便燥秘。

川芎一钱或一钱五分，或二钱　当归四钱或六钱　桃仁十粒，去皮尖　炙草五分　陈皮四分　麻仁一钱或一钱五分，炒　肉苁蓉一钱或二钱，酒洗去泥甲

水煎服。

一方无苁蓉。

如有血块痛，加肉桂、炒延胡索各五分，不用苁蓉。

如气虚多汗，加蜜炙黄芪一钱、人参一二钱。一方，再加麻黄根一钱。

燥渴，加去心麦冬一钱五分、人参一二钱。一方再加五味子七粒。

腹满、便实，加去心麦冬一钱、麸炒枳壳六分。

汗出、谵语、便实，乃气血并竭神衰，心主失守，宜养气安神，加茯神、炒枣仁、制远志肉、炙黄芪、柏仁、苁蓉各一钱，人参、土炒白术各二钱。更须与妄言妄见门参治。

润肠粥

治产后日久，便秘不通。

芝麻一升

研为末，和粳米二合煮食，肠润即通。

济川煎

凡病涉虚损而大便闭结不通，其攻击等药万不可用。若势有不得不用通者，此方主之。此用通于补之剂也，最妙。

当归三五钱　牛膝二钱，蒸　肉苁蓉二三钱，酒洗去卤泽泻一钱五分　升麻五七分　枳壳一钱，麸炒。虚甚者不用

水一钟半，煎七分，食前服。

如气虚，但加人参无碍。

如有火，加酒炒黄芩。

如肾虚，加熟地。

生化汤 见本卷生化汤论后。

十全大补汤 见上卷胎不长养门。

四物汤见上卷安胎门。

八珍汤见上卷诸痛门。

类疟及寒热往来论

产后疟疟，在初产时绝少。即胎前久疟淹缠，产后里气通达，无不霍然。即有半月内外寒热往来，每日应期而发，或一日二三度，其证类疟，皆由产后气血虚损，阳虚作寒，阴虚发热。或昼轻夜重，或日晡发热，或有汗，或头有汗而不及身足，此乃元气虚弱，孤阳绝阴之证，俱宜滋荣益气扶正汤，间服六味丸，以退寒热。如寒热往来，头痛无汗，加减养胃汤治之。若寒热已久无汗者，兼煎参术膏，以助养胃汤药力。慎不可作疟治而用柴胡汤，及芩、连、栀、柏以退热，草果、槟、常以绝疟而误人也。至于阴阳不和，乍寒乍热，参归汤治之。

《全书》云：阴胜寒多，理阴煎。阳胜热多，三阴煎。阳气陷入阴中，补阴益气煎。阴阳俱虚，八珍、十全。败血不散，流入阴中而作寒热，决津煎、殿胞煎。

滋荣益气扶正汤

治产后寒热往来，有汗，每午后应期而发。

人参　熟地各二钱　川芎　黄芪蜜炙　麦冬去心。各

237

一钱　当归三钱　白术一钱五分，土炒　陈皮四分　炙草五分

水煎服。间服六味丸。

或加柴胡八分、青皮三分、乌梅二个。

汗多，加麻黄根一钱。一方引加浮小麦一撮，不加麻黄根。

加减养胃汤

治产后已及一月类疟，并治寒热往来，头痛无汗。

人参一钱五分　川芎　茯苓　苍术米泔水制，炒。各一钱　当归三钱，酒浸　藿香　炙草　橘红各四分　半夏八分，制

姜一片，枣二枚，水煎服。

有痰，加竹沥、姜汁。一方无制半夏，有痰方加入。

久类疟无汗，兼服参术膏助之。

参术膏

人参　白术土炒。各四两

水六碗，各煎取汁三碗。如法再煎三次，取汁共九碗，再共熬至一腕。每日服半酒钟，白滚水化下。

参归汤

治产后阴阳不和，乍寒乍热。

当归酒洗　炮姜一钱　人参　白芍炒　川芎　炙草各

八分

水煎服。

三阴煎

治肝脾虚损，精血不足，及营虚失血等病。凡中风血不养筋，及疟证汗多，邪散而寒热犹不止者。

人参随宜　当归二三钱　熟地三五钱　芍药酒炒　枣仁各二钱　炙草一钱

水二钟，煎七分，食远服。

如呕恶，加生姜三片。

汗多、烦躁，加五味子十四粒。

汗多、气虚，加蜜炙黄芪一二钱。

小腹隐痛，加枸杞二三钱。

如有胀闷，加陈皮一钱。

如腰膝筋骨无力，加炒杜仲、蒸怀牛膝各一钱。

补阴益气煎

人参一二钱　当归　山药酒炒。各二三钱　熟地三五钱　陈皮　炙草各一钱　升麻三五分，若火浮于上者，去此不用　柴胡一二钱，如无外邪不用

姜三片，煎服。

此补中益气汤之变方，治劳倦伤阴，精不化气，阴虚外感疟疾，并便结不通。凡属阴气不足，而虚邪外侵者，用此升散，无不神效。

六味丸见上卷诸痛门，附六味汤下。

理阴煎见上卷恶阻门。

八珍汤见上卷诸痛门。

十全大补汤见上卷胎不长养门。

决津煎见上卷鬼胎门。

殿胞煎见本卷三审门。

类中风痉痓及语涩口噤不语筋挛瘛疭等证论

凡妇人冲脉，为血脉之海。若血脉充足，流畅无滞，气血冲和，则关节清利而无病矣。至于产后，劳损脏腑，气血暴竭，百骸少血濡养，多有阴虚内热，热极生风。虽外证如风，实内脏阴血不足，气无所主。卒尔口噤牙紧，唇青肉冷汗出，或唇口㖞僻，手足筋脉挛掐。诸证类于中风者，或因血气耗损，腠理不密，汗出过多，神无所主，致角弓反张，此乃厥阴虚极。类痉痓者，在伤寒之家，虽有刚柔之分，而产后无非血燥血枯之证，总宜养阴补血，血长而虚风自灭。任其痰火乘虚泛上，皆当以末治之，毋执偏门而用治风消痰之方，以重虚产妇也。

治初产，当服生化汤以生旺新血。如见危证，三帖后，即用人参益气以救之。如有痰、有火，或少佐橘红、竹沥、姜汁，其黄连、芩、柏不可并用，胆星、苏子尤不宜加。慎之慎之。

如产已数日，腹无块痛，即用滋荣活络汤。如语涩、四肢不利，宜天麻汤。密斋治语言謇涩，加味生脉散。治汗多，口噤，背反，气微类痉，用止汗生血饮。治无汗筋挛，用芎归枣仁汤。诸书所用，悉皆参附、十全、理阴、大补元煎之类，温养而峻补之，从未有以风痰治之者。昔立斋用十全大补治口噤，挖开口灌之。如不得下，令侧其面出之，仍灌热者，又冷又灌，数次即能下而苏矣。《医通》云：口噤则抉齿灌之，龈噤则灌入鼻中即苏。此古人救急灌法，不可不知。

至于治口噤不能为语，峻补之中少兼通心气之药治之。故密斋、《尊生》俱用七珍散，以通心气也。

冯氏治产后瘛疭，用八珍加丹皮、钩藤，以生阴血。不应，用四君子、芎、归、丹皮、钩藤补脾土。盖血生于至阴，至阴者，脾土也。且气有生血之功耳。

再此证如伤寒误汗亡液，误下亡阴，溃疡脓血大下之后，小儿吐泻之后，悉多患之。故在产后亦惟去血过多，或大汗大泻而然，其为元气亏极，血液枯败可知。若肢体恶寒，脉微细者，此为正状。若脉浮大，发热烦渴，此为假象，惟当固本为善。若至于无力抽搐，戴眼反折，汗出如珠，两手撮空者，不治。

《尊生》治产久拘挛不宜补者，用舒筋汤治之。

昔余奉差督运，亡室因胎前过月不生，忽患子痫证，误为医人认伤寒胎死，用承气调天水散下之，及产后恶露即停止不行。此原非瓜熟自落，乃恶露随胎为药所逐，则一时尽下，非有瘀滞不行也，所以腹无块痛。医者不明此理，不问块痛有无，用牡丹皮、泽兰等药，以致有形之血不生，无形之气更伤，是以随变神脱，妄言妄见，虚火引痰上升。治者犹不知此孤阳浮越之候，复不辨脉证，仍进逐瘀退热之剂，病势愈深。岂知产后大虚，再经辛散消克，则神愈亡而血愈竭。是以心血竭而妄言愈甚，肝血竭而内虚生风成搐，肺气竭而发喘，鼻孔黑如烟煤，脾气竭而四肢不为所用，胃中元气告匮不能散精，痰壅愈甚。治之者，仍不识为虚证，反用胆星、苏子以化痰降气，梨汁以清痰降火，僵蚕、柴胡、天麻以止搐。诸如此等药类，杂进交攻，罔知顾本，遂致殒命，良可恸也！

滋荣活络汤

治产后口噤，项强，筋搐，类中风证。

人参二钱或三钱　川芎　茯神各一钱　当归三钱，酒浸　黄芪一二钱，蜜炙　麦冬一钱二分，或一钱，去心　天麻八分或一钱　熟地二钱　陈皮　荆芥　防风　羌活　炙草各四分　黄连三分，姜汁炒

水煎服。

有痰，加半夏七分、制，竹沥七分，姜汁少许。

有肉食，加山楂、砂仁。

面食，加神曲、麦芽。

大便秘，加肉苁蓉一钱五分，酒洗去泥。

渴，加麦冬[1]、干葛各八分。

汗，加麻黄根八分。

惊悸，加酸枣仁一钱，去壳。

天麻汤

治产后中风，恍惚，语涩，四肢不利。

人参　枣仁炒　茯神　远志净肉，制　山药　柏子仁　麦冬去心。各一钱　当归一二钱　石菖蒲　半夏曲　南星曲各八分　川芎　羌活各七分　天麻　防风各五分　细辛四分

或炼蜜为丸，朱砂为衣，淡姜汤送。

加味生脉散

治产后去血太多，心血虚弱不能上荣于舌，语言不清，含糊謇涩。

人参　麦冬去心　归身　生地　炙草　石菖蒲各一钱　五味子十三粒，捶碎

獭猪心一个，劈开。水二盏，煎至一盏半，去心，入药煎七分，食后服。

1　方中已有麦冬。《傅青主女科·产后编》此方无麦冬，其加减同。

此方治怔忡甚效。

止汗生血饮

治产后汗出多而口噤不开，背强而直，气息欲绝类痉证，宜速治也。

当归二钱，酒浸　川芎　麻黄根各一钱　桂枝　羌活　防风　羚羊角　天麻各六分　附子制　炙草各四分
水煎服。
一方有人参一钱。

芎归枣仁汤

治产后无汗，筋脉拘挛类痉证。

当归二钱，酒洗　川芎　防风各一钱　枣仁五分，去壳，炒研
水煎服。
一方有羌活七分。

七珍散

治产后败血停积，闭于心窍，神志不明，盖心气通于舌，心气闭则舌强不语。

人参　石菖蒲各一钱。为散各一两　川芎一钱。为散七钱五分　生地一钱。为散，易炙甘草三钱　细辛二分。为散二钱五分　薄荷一分。为散，无此味　防风五分。一方四分　辰砂五分，研细，水飞。为散三钱

《尊生》合生化汤服。一方为散，薄荷汤调服三钱。

舒筋汤

治产后日久拘挛，不宜用补剂者。

羌活　姜黄　炙草各二钱　海桐皮　当归　赤芍各一钱　白术一钱，土炒　沉香少许

姜煎。参证治。

参附汤

人参　当归酒浸。各二三钱　肉桂八分，或一钱　黄芪蜜炙　白术土炒。各一钱五分　熟地二钱　制附子四分，或六分　炙草四分

生化汤 见本卷生化汤论后。

加参生化汤 见本卷晕厥门。

十全大补汤 见上卷胎不长养门。

理阴煎 见上卷恶阻门。

大补元煎 见本卷恶露不止门。

八珍汤 见上卷诸痛门。

四君子汤 见上卷胎逆上逼门。

怔忡惊悸并虚烦烦躁论

产妇忧惊劳倦，去血过多，则心中躁动不宁，谓之怔忡。若惕然而惊，心中怯怯，如人将捕之状，谓之惊悸。治此二证，惟调和脾胃，补养心血，俾志宁神定，气舒心安而病愈矣。

如分娩后血块未消，宜服生化汤以补血行块，连服数剂，则血旺而怔忡惊悸自平，不必加定志安神之品。如块痛已止，服加减归脾汤。

如心中惊悸，目睛不转而不能动，诊其脉动而弱者，宜养血佐以安神药，养心汤主之。素壮火盛者，兼服安神丸。如虚烦不眠，亦心虚所致，加减归脾汤并治之。孙正人用人参丸治惊悸不眠亦效。

至于烦躁不宁，亦宜分块痛有无。如块痛未除，有瘀血也，生化汤调失笑散。如块痛已止是虚，或有热，人参当归汤治之。

加减归脾汤

治产后血块痛止，怔忡惊悸。

人参　茯苓　枣仁炒　麦冬去心　黄芪蜜炙　白术土炒。各一钱　当归二钱，酒浸　川芎八分　远志肉六分，制　陈皮　炙草各四分　龙眼肉八枚

姜一片，水煎服。虚烦，加竹茹一团。

有痰，加竹沥、姜汁。或更加柏子仁。

一方茯苓易茯神，无川芎、陈皮，有木香二分。

养心汤

治产后心血不宁，惊悸不安。

人参一钱五分　当归身二钱，酒浸　黄芪蜜炙　麦冬去心　枣仁炒　柏子仁各一钱　茯神　川芎　远志肉制。各八分　五味子十粒　炙草四分

水煎服。

安神丸

治产后怔忡惊悸，素壮火盛者。

归身酒浸　生地各三钱　黄连二钱，炒　甘草五分，炙用、生用俱可

以上四味，共为末，蒸饼丸，如绿豆大，以朱砂为衣，每服四十丸。

人参丸

治产后大虚，心悸，志意不安，恍惚恐畏，虚烦不眠，少气。

人参　茯苓　麦冬去心　薯蓣各二两　泽泻　菖蒲干姜　桂心　甘草各一两

共为末，白蜜和枣膏丸，如梧子大。空心酒服二三十丸，早晚服。

人参当归汤

治产后块痛已止，或虚，或虚而有热，烦躁不宁。

人参　当归酒浸　熟地　麦冬去心。各二钱　肉桂四
分　白芍一钱,酒炒　生地八分　竹叶十片

水煎服。

生化汤 见本卷生化汤论后。

失笑散 见中卷胞衣不下门。

麻瞀论

产后麻瞀,皆因气虚血少不能充溢乎周身也,即如
人曲肱而枕,稍久即麻木不为我用,其非气血不周遍之
明征欤?

目得血而能视,得清气之升而能用。血虚气弱不能
升清,故浊不降而瞀。宜生血补气,十全大补汤主之。

至于去血过多,手足发麻,小腹大痛,则遍体麻晕
欲死。此非恶露凝滞,乃虚中挟痰,六君子加炮姜、香
附、当归。

曾治一妇,产后右半身麻瞀,而昏晕不省人事,发
即胸膈痞闷,下体重着,或时心神荡摇,若无心肺之
状,顷则周身冷汗如漉,大吐痰涎而苏。此产后经脉空
虚,痰饮乘虚袭入之故。因与六君子加归、芪、肉桂,
随手而效。

复有一妇,产后左半身麻瞀,昏晕不省人事,发则
周身大痛,筋脉瘛疭,肌肉眴动,或时头面赤热,或时

腿上振振动摇，顷则蒸蒸汗出而苏。此产后营血大亏，虚风袭入之故。用十全大补汤治之，诸证悉平。但麻瞀不止，后与地黄饮子而安。

地黄饮子

治肾气上交于心，舌喑足痹。

熟地三两　巴戟天酒浸，去骨　附子炮　山茱萸去核　肉苁蓉酒浸，去腐，切焙　石斛　白茯苓　石菖蒲　远志甘草汤泡，去骨，取肉　甜肉桂　麦冬去心。各一两　五味子五钱

共为粗末，每服五钱。生姜五片，大枣一枚，薄荷七叶，水煎，日二服，服无时。

方中桂、附、巴戟，原为驱逐浊阴痰涎而设，不可执己见而轻去之。

十全大补汤见上卷胎不长养门。

六君子汤见上卷诸痛门。

口干渴兼小便不通或短少论

凡产后舌燥咽干而渴，兼小便不利，由产后亡血或汗多所致，内亡津液也。夫日用水谷，胃纳而脾运，肺散至精至清之气，为津为液，清肃下行膀胱而为小便。其气通心，受火色化为荣身之血。值产亡血而又汗多，

加之产后气虚，不能为胃行其津液，则是化生之气不运，渗泄之令不行。所以上无津液流通，而有咽燥干渴之证。下气不升，而有小便不通，虽通而亦短少之候，勿作淋秘，轻用渗利，使气益虚，病益甚。治法必当助脾益肺，升举气血，则气化流行。阴升阳降，斯水入经而为血为津，谷入胃而长气行脉，自然津液充而便利调匀矣。

初产生化汤多服数剂，如汗多亡津液，须加人参于内，使血生而津足。若无块痛，六君子倍参、芪，或服生津止渴益水饮。渴甚，兼服参麦饮。如产后口干少力，宜生津益液汤。有用四君子汤，加车前一钱、桂心五分。若认咽干口燥为火，而用芩、连、栀、柏以降之；认小便秘涩为水滞，而用五苓等剂以通之。不特非其治法，更患愈通愈竭变生他证矣。

《尊生》云：小便不通，金匮肾气丸可加减用之。予谓当用加味肾气丸为是。若兼口渴，用生津止渴益水饮。渴甚，兼生脉饮。密斋云：如恶露不来，败血闭涩水渍，小便不通，其证则小腹胀满刺痛，乍寒乍热，烦闷不宁，用加味五苓主之。予谓初产，自当用生化汤，则瘀行便利矣。可无事乎五苓也。如产过五七日，而恶露亦自宜渐少而止矣，又何必事乎五苓也？况产后最禁发汗、利水，予焉敢轻产，而用五苓以竭其阴乎？

世有治小便不通，用炒盐加麝少许，填脐中，外用葱白十余茎作一束，切如半指厚，置盐麝上，将艾灸之，觉热气入腹难忍方止，小便即通。此惟气闭者宜之，若产后气虚源涸，与夫热结膀胱者，皆不可用。

生津止渴益水饮

治产后口渴，小便不利。

人参　生地　麦冬去心。各二钱　黄芪一钱五分，蜜炙　五味子十粒　当归三钱，酒浸　茯苓八分　升麻　炙草各四分　葛根一钱

水煎服。

如汗多，加麻黄根一钱、炒枣仁一钱、浮小麦一撮。

大便日久不通，加酒洗苁蓉一钱五分。

渴甚，用参麦饮，代茶饮之，不可疑而不用。凡一切降火利便药，断不可用。

生津益液汤

治产后口干，少力。

人参随宜　麦冬一钱二分，去心　茯苓　栝蒌根各一钱　甘草八分　小麦一撮　竹叶十片

枣二枚，水煎服。

如大渴，加芦根。

加味五苓散

治产后恶露不行，小便不通。

猪苓　泽泻　白术土炒　茯苓　桂心各一钱　桃仁去皮尖　红花各二钱

水煎服。

此方予未敢用，姑录之以备参考耳。

生化汤 见本卷生化汤论后。

六君子汤 见上卷诸痛门。

参麦饮 见本卷晕厥门。

四君子汤 见上卷胎逆上逼门。

加味肾气丸 见上卷诸痛门，附六味地黄汤下。

泄泻及完谷不化并遗屎论

产后泄泻，不可与杂证同治。大率中气虚弱，传化失职所致，气虚、食积、与湿也。气虚宜补，食积宜消，湿宜燥之。然恶露未除，又难以骤补、峻消、急燥，当先用莲子生化汤三剂，化旧生新。方中且有莲子、茯苓补脾利水，兼治其泻。候旧化新生，然后用健脾利水生化汤，或补气或消食，或化积或燥湿分利，因证加入对证之药，始无滞涩虚虚之失。至产后旬日外，方可与杂证同论，然犹宜量人虚实而治也。

如痛下清水，腹鸣，米饮不化者，以寒泻温之。如粪色黄，肛门痛，以热泻清之。如饮食过多伤脾，嗳气味如败卵，以食积消之。如饮食减少，食下腹鸣腹急，尽下所食之物方觉畅快，以脾虚食积补而消之。

丹溪云：如产后虚泻，眼昏不识人，危证，用参苓术附汤救之。又有胎前久泻，产后不止，以致虚脱，须从权服参苓生化汤以扶虚，仍分块痛、不痛，加减而治。凡泻兼热，切勿用芩、连、栀、柏。兼痰，切勿用半夏、生姜。如泻渴，参麦饮以回津液。如产后脾泻不止，参苓莲子饮妙。

夫完谷不化者，因产时劳倦伤脾，而转输稽迟也。夫水谷入胃，游溢精气，散归于脾，脾气散精，上归于肺，而调通水道，乃能致气滋脏以养人。今因产劳倦脾伤，以致冲和之气不能化，而物完出焉，病名飧泄。又饮食太过，脾胃受伤，亦致完谷不化，俗呼为水谷痢也。然产方三日内，血块未散，患此脾败胃弱之证，未可遽加芪、术，且服加味生化汤。内有益智、砂仁少温其气，俟块消散，服参苓大补生化汤。如胃气虚，泻利黄色，用补中益气汤加木香治之。若久泻痢虚者，参香散。如久泻元气下陷，大便不禁，肛门如脱，宜加味六君子汤。若见完谷不化，色白如糜，此脾胃大虚，元气虚脱之候，十有九死，惟猛进温补之剂，庶可挽回。即有烦躁发热面赤，脉来数大，皆虚火上炎之故，当并进桂、附、人参、甘草、干姜、芩、术之类，伏龙肝煎汤代水煎服，仍得收功。

若小便混浊如泔，或大便中有白沫如肠垢者，乃元气下陷之故，并宜补中益气加桂、苓、炮姜升举之。或泻臭水不止，加蕲艾、香附、吴茱萸。若兼瘀结不通，腹胀喘急，虽神丹亦无济也。如大便不知为遗屎，补中益气汤加肉苁蓉、故纸。

莲子生化汤

治产后血块未消泄泻。

川芎　茯苓各二钱　当归四钱。一方一钱，黄土炒　炮姜四分　桃仁十粒，去皮尖　炙草五分　莲肉十枚，去心

水煎服。

一方无桃仁。

健脾利水生化汤

川芎　当归黄土炒。各一钱　白术二钱，土炒　泽泻八分　干姜四分，炮　陈皮　炙草各五分　肉果一枚，煨人参三钱　茯苓一钱五分

一方无茯苓。

寒泻，加砂仁八分、炮干姜八分。

热泻，加炒黄连五分。

泻水腹痛，米饮不化，加砂仁六分，山楂、麦芽。

泻有酸嗳臭气，系食积，加神曲八分、砂仁八分，山楂、麦芽。

少食不安，泻即觉安快者，亦以食积论。

脾气虚久泻，加升麻。

泻水多而腹不痛者，有湿，加制苍术一钱，以燥之。

诸泻方中，须加莲子十枚。

参苓术附汤

丹溪治产后虚泻，眼昏不识人，危证，用此方救之。

人参七钱　白术三钱，土炒　茯苓　附子制。各一钱

水煎服。

参苓生化汤

治胎前久泻，产后不止。

人参　当归各二钱　干姜炮　炙草各五分　诃子皮

川芎　山药炒。各一钱　肉果一个，面裹煨　茯苓一钱五分

莲子七粒　糯米一大撮

水煎服。

虚甚，加人参三四钱。

如七日内外，块痛不止，减参、肉果、诃子以除痛。

血块不痛，加土炒白术二钱、陈皮三分。

参苓莲子饮

治产后脾泄不止，并治年久不止脾泄之证。

人参　白术土炒。各二钱　白芍八分，炒　当归一钱

五分　白茯苓　山药各一钱　升麻　陈皮各三分　炙草四

分　莲子十二粒，去心

姜二片，水三钟煎服，取药内莲子送药。

甚者腹疼，加炒黑干姜五分。

虚甚，加人参三四钱。

加味生化汤

治产后脾虚，三日内血块未消，完谷不化，胎前素弱者，非胃苓能治，此方主之。

川芎　益智仁　砂仁各一钱　当归四钱，土炒　炮姜四分　炙草五分　茯苓一钱五分　桃仁十粒，去皮尖

水煎服。

参苓大补生化汤

治产后血块痛止，可服此以补之，完谷自化矣。

人参　白术土炒。各二钱　川芎　当归　益智仁　白芍炒　茯苓各一钱　干姜四分，炮　肉果一个，面煨　炙草五分　莲子八枚，去心

水煎服。

泻而腹痛，加砂仁八分。

泻水多，加泽泻、木通各八分。

渴，加去心麦冬、五味子。

寒，倍炮姜，加木香四分。

食积黄色，以神曲、麦芽、山楂、砂仁择一二味加入。

参香散

治久泻痢虚者。

人参　木香各二钱　肉蔻　茯苓　扁豆各四钱　陈皮粟壳各一钱

为末，米饮下。

加味六君子汤

凡产后泻久，胃气虚弱，完谷不化，宜温助胃气也。

人参　茯苓　半夏制。各一钱　白术二钱，土炒　陈皮　炙草各八分　肉果一枚。面煨熟，去面　木香三四分

水煎服。

一方有炙干姜四分。

参麦饮见本卷晕厥门。

补中益气汤见上卷诸痛门。

痢滞论

凡杂证之痢，皆由暑湿之积邪，或挟食积所致。伤于气分则痢白，伤于血分则痢赤，气血俱伤赤白兼下。至产后患此则有不同，治法亦有异，盖多由中气虚而停积也。

如产后七日内外，患赤白痢疾，后重频并，最为难治。欲调气行血而推荡痢邪，犹虑产后之元气方虚；欲滋荣益气而大补产虚，又恐反助痢初之邪盛。其行不损元，补不助邪，惟生化汤去干姜，加以木香、茯苓，名香苓生化汤为善，以其能消恶露，兼行痢滞也。

如痢在七日之外，可酌加芍、连、莲、朴等药。如

伤面食、谷食泻痢，先服生化汤加炒神曲。块痛止，服六君子加麦芽一撮，或炒神曲一钱。如伤肉食泻痢，先服生化汤加山楂、砂仁。块痛止，服六君子汤加山楂四五枚，砂仁四分，炒神曲一钱。

如半月外患赤痢后重，归芍连壳饮。如脾气虚弱泻痢，四肢浮肿，宜六君子汤加木香、肉果（面煨），合五皮散。如泻痢黄色，乃脾土正气虚耳，宜补中益气汤加木香四分、肉果一枚（煨）。如胃气虚弱泻痢，完谷不化，当温助胃气，及产后泻痢日久后重者，并宜服加味六君子汤。

大凡产后赤痢去血多，姜、砂、木香之类不可多用，热则血愈行。倘血痢日久不止者，血虚也，宜四物汤加荆芥、人参，或用人参五钱，香连丸一钱，同为末下。

凡诸证兼呕吐，皆宜加藿香五分。痰，加制半夏八分。兼小便短涩，引加灯心三十寸。且灯心利水而不伤阴，况产后津液已亏，兼之泻痢伤阴复伤津液，小便理宜短少，故止用灯心足矣，不可用利水伤阴之药也。

如胎前下痢，产后不止，伏龙肝汤丸治之。又有白头翁加甘草阿胶汤，治产后痢不止。

冯氏云：产后腹痛泻痢，若非外因所伤，乃属肾气亏损，阳虚不能生土，阴虚不能闭藏耳，必用四神、八味补肾。倘误投分利导水之剂，是益其虚。但泻痢之证，非脾即肾。如病在肾，所谓补脾不如补肾。如病在脾，自又补肾不如补脾也。圆机活法，在临证定之耳。

香苓生化汤

治产后七日内患赤白痢。

川芎二钱　当归五钱　炙草五分　桃仁十粒，去皮尖
茯苓一钱　陈皮四分　木香一分

水煎服。

如红痢腹痛，加砂仁三分。七日外，可加白芍、黄
连、炒莲肉、制厚朴各五分。

归芍连壳饮

治产后半月外，患赤痢后重。

川芎一钱五分　当归三钱　白芍酒炒　茯苓各一钱
黄连六分，姜汁炒　枳壳五分，麸炒　甘草四分　木香三分

水煎服。

五皮散

治产后风湿伤脾，气血凝滞，以致面目虚浮，四肢
肿胀，气喘。

陈皮　桑皮　姜皮　茯苓皮　大腹皮黑豆水制净。各
一钱

水煎服。

香连丸

治下痢赤白，脓血相杂，里急后重。

黄连二十两，吴萸十两，同炒，去吴萸　木香四两八

钱，不见火

醋糊丸，米饮下。

一方等分，蜜丸。

一方加甘草八两，黄连用蜜水炒，蒸晒九次，入木香为丸。

伏龙肝汤丸

治胎前下痢产后不止，及元气大虚，瘀积小腹结痛，不胜攻击者。

山楂肉一两，炮黑　黑糖二两，熬枯

二味，一半为丸，一半为末，用伏龙肝二两，煎汤代水。煎前末二钱，送前丸二钱，日三夜二服，一昼夜令尽。

气虚，加人参二三钱驾驭之。

虚热，加炮姜、肉桂、茯苓、炙甘草。

兼感风寒，加葱白、香豉。

膈气不舒，磨沉香数匙，调服。

生化汤见本卷生化汤论后。

六君子汤　补中益气汤俱见上卷诸痛门。

加味六君子汤见本卷泄泻门。

四物汤见上卷安胎门。

白头翁加甘草阿胶汤 <small>见上卷痢门。</small>

四神丸 <small>见本卷腹痛门。</small>

八味丸 <small>见上卷诸痛门，附六味地黄汤下。</small>

霍乱论

霍乱者，反复不宁而挥霍撩乱之谓也。邪干于上则吐，邪干于下则泻，邪注中焦不能容受，或冷热不调，邪正相搏则上吐下泻。此邪字，虽有寒湿及水土气令，或乍寒乍热外邪之浸，然因于饮食停滞，或伤过饱，食不能化而致者，十之六七。

常人尚多如此，而况产后血去气损，脾胃愈虚，饮食易伤，风冷易乘，一旦不及运化，或稍失调理，则阴阳升降不顺，清浊乱于肠胃，即有心腹绞痛，手足逆冷，吐泻交作霍乱之证矣。

如块痛未除，宜服生化六和汤。块痛已除，宜温中散。无块痛而手足厥冷者，宜附子散。密斋用加味理中汤治产后霍乱，若用于块痛已除之后，亦可。

生化六和汤

治产后块痛未除，气血虚损，伤食感寒而霍乱吐泻。

川芎二钱　当归四钱　茯苓一钱　砂仁六分　干姜

陈皮　藿香　炙草各四分

姜一片，水煎服。

温中散

人参随宜　白术一钱五分，土炒　当归二钱　厚朴八分，姜制　干姜四分　茯苓一钱　草豆蔻六分

姜一片，水煎服。

附子散

治产后无块痛，霍乱吐泻，手足厥冷。

人参　白术土炒，各一钱　当归二钱　陈皮　丁香　干姜各四分　附子五分，制

为末，用二钱，粥饮调下。

加味理中汤

人参随宜　白术一钱，土炒　干姜　陈皮各四分　藿香　厚朴姜制，各八分　炙草二分

生姜五片，水煎温服。

气逆呕吐不食论

人之胃腑，为水谷之海，而水谷之精，化为血气，荣润脏腑。产后劳伤脏腑，寒邪易乘，入于肠胃，则气逆呕吐而不食也。初产，宜加减生化汤。七日外，宜温胃丁香散。如咳嗽、呕逆、怔忡、目眩，用石莲散。

《秘书》云：产后胃气不和，呕吐不止，全不纳谷，初产香砂生化汤。块痛止，加味香砂生化汤。又云：当分二证，立三方。如七日内块痛未除，当重块，安胃行血汤，佐以温胃药。如七日内曾服生化汤三四帖，血块不痛，呕不纳谷，当服加减六和汤，又和中汤，此二方选用。如产后呕止，或服三方而胃和呕止、痛止，但血气不足，食少，宜补中和胃汤。

冯氏仿立斋治法云：饮食过多，六君子加楂、曲。兼劳役，补中汤。饮食停滞，人参养胃汤。脾胃气虚，六君子。胃气虚寒，加炮姜、煨木香。寒水侮土，益黄散。肝木侮土，六君子加升、柴。呕吐泄泻，手足俱冷，肚腹作痛，乃阳气虚寒，急用附子理中汤。此内有命门火衰，不能生土而呕吐，用八味丸一论，恐非救急之务，故摘出。

密斋遵郭稽中治云：有败血散于脾胃，脾受则不能运化津液而成腹胀，胃受则不能受水谷而生呕逆。若以寻常治胀呕之剂，则药不对证，反增其病，用抵圣汤。若产后伤食，呕吐胀满，用六君子汤为主，加随证药治之。

予谓冯氏偏于补气，密斋用抵圣一论，泥于败血，临证者，似宜斟酌。

一产妇朝吐痰，夜发热，昼夜无寐，或用清痰降火，肌体日瘦，饮食日少，前证愈甚。盖早间吐痰，脾气虚也。夜间发热，肝血虚也。昼夜无寐，脾血耗也。遂用六君子汤、加味逍遥散、加味归脾汤，以次调理而痊。

加减生化汤

治产后呕逆不食。

川芎一钱　当归四钱　炮姜　砂仁各四分　炙草五分

姜一片，水煎服。

温胃丁香散

治产后七日外，患呕逆不食。

人参一钱　当归　白术土炒。各二钱　藿香　前胡

炮姜　丁香　陈皮　炙草各四分

姜一片，水煎服。

石莲散

治产后咳嗽，呕逆，怔忡，目眩。

石莲子一两五钱，去壳　茯苓一两　丁香五钱

共为细末，米饮调送，每服三钱。

香砂生化汤

治产后块痛未除，气逆呕吐。

当归四钱　川芎一钱　制半夏八分　桃仁十粒，去皮
尖　炙姜　藿香　砂仁各四分　陈皮三分　炙草五分

生姜一片，水煎服。

加味香砂生化汤

治产后块痛已除，呕逆不止。

当归二钱　川芎　白术土炒。各一钱　制夏八分　陈皮三分　前胡　砂仁　藿香　炮姜各四分　炙草五分

生姜一片，水煎服。

安胃行血汤

治产后七日内，块痛未除，呕吐不止，全不纳谷。

人参　川芎各一钱　当归四钱，酒洗　桃仁十粒，去皮尖　砂仁　藿香　炙草各四分

生姜一片，水煎服。

一方无桃仁。

有汗，不可用姜。

加减六和汤

治产后七日内，曾服生化汤三四帖，今血块不痛，但呕不止，不纳谷。

人参　川芎　茯苓各一钱　当归二钱　山药一钱五分，炒　藿香　陈皮各三分　白豆蔻　炙草各四分

姜一片，水煎服。

呕止，减豆蔻。

一方有炮姜四分。

和中汤

人参　当归　茯苓各一钱　白术一钱五分，土炒　扁豆二钱　丁香　藿香　陈皮各三分　炙草四分

姜一片，水煎服。

呕吐止，去丁香。

受寒，加吴萸一二分。

补中和胃汤

治产后呕吐，服前三方而胃和、呕止、块痛止，但气血不足，食少者。

人参　白术土炒　当归　扁豆各二钱　茯苓一钱　山药一钱五分　炮姜　陈皮　炙草各四分

水煎服。

益黄散

治脾胃虚寒，水反来侮，以致呕吐不食，或肚腹作痛，或大便不实，手足逆冷等证。

陈皮一两　青皮　诃子肉煨　炙草各五钱　丁香二钱

右为散，每服二三钱，水煎服。或黑糖调服一钱。

益黄不用补益中州，反用青、橘二皮辟除陈气，其旨最微。此方原为婴儿久泻，连绵不已，乳食积滞于内，故需二皮专理肝脾宿荫，即兼诃子以兜涩下脱，丁香以温理中州，甘草以和脾气，深得泻中寓补之法，非洞达斯义，难与言至治也。

抵圣汤

治产后败血积于脾胃，腹胀呕逆。

人参　制夏　泽兰　陈皮　赤芍各二钱　炙草一钱

火焙生姜三片，水煎服。

恶露过多者，去泽兰、赤芍，倍加陈皮、生姜。予谓陈皮用二钱过，当用一钱足矣。

六君子汤 补中益气汤 人参养胃汤俱见上卷诸痛门。

附子理中汤见上卷疟门，附枳实理中汤下。

呃逆论即吃忒，又名咳逆

凡病呃逆者，乃逆气使然。盖此气从胃中出，上冲贲门吃忒而作声也。有胃气虚寒者；有中气大虚，冲任之火直犯清道而上者；有饮水过多，水停而逆者；有大小便闭，下焦不通其气上逆者；有胃绝者。至于产后呃逆，乃胃虚气寒证也。

有云呃噫者，胃气所生，宜加味理中汤主之。《医通》云：产后气血俱虚，风冷搏气而逆上，乃胃气虚寒之极，最为恶候，理中加丁香。古方以丁香、豆蔻、伏龙肝为末，用桃仁、吴萸煎汤调下一钱匙，如人行五里再服。未应，急投参、附，迟则不救。《尊生》治吃忒云：以可异事，或费思索事，出其不意扣之，令其思维立止。又立羌附汤以治之。冯氏云：如中气大虚，下焦阴火上冲而致呃逆者，当用桂、附、干姜之类。

加味理中汤

人参　白术土炒。各一钱　干柿蒂二钱　丁香　炮姜各五分　陈皮　炙草各八分

水煎服。

有热，去丁香，加竹茹二钱。

如虚羸太甚，饮食减少呃逆者，胃绝也，难治。

羌附汤

羌活　制附子　小茴香各五分　木香　生姜各二分五厘　食盐一捻

水煎，热服立愈。

理中汤 见上卷疟门。

腹胀满闷论

产后有因败血入于脾胃，腹胀呕吐者，已于呕吐门中论之矣。然妇人因产，脾胃多虚，饮食最易停滞而生胀闷。若产毕，随服生化汤，消其旧瘀而生其新血，瘀块既消，便大补气血，使脾胃健运，自无中虚胀满之证。

其产后大率因伤食而误用消导，因气郁而误专顺散，或因多食冷物而停滞恶露，或因血虚大便燥结，误下而愈胀。此盖止知伤食当消，气郁当顺，恶露当攻，便结当下，不知消耗愈多，胃气大损，满闷益增，气不

升降，积郁之久兼成膨胀。若再专用攻消，不死不休矣。岂知消导佐于补剂内，则脾强而所伤之食消气散。逐瘀佐于养血剂中，则恶露自行而大便濡润亦通。

再考之《纲目》内云：饮食停于脾，六君子汤加厚朴一钱。若饮食伤于胃，宜六君子汤以补之。又云：大凡停于脾，莫妙节其饮食，自愈为善。《尊生》亦用加减六君子汤治之。《秘书》立有治胀方并养生化滞汤二方，治产后胀证，均未敢专于消导，前人之虑产深矣。

《医通》云：胎前孕妇服安胎药过多，或正产半产后，经一两月恶露未净，此非败血之比，宜导气行血，若用止、截误矣。又云：饱闷恶露不行，多因血逆，宜行瘀为主。如有块上升，饱闷欲吐者，二陈汤加姜、桂、香附、炮楂、蓬术。块不散，积久愈坚，琥珀黑龙丹。予谓审知饱闷，实因恶露不行所致。若初产，仍宜服生化汤，瘀去而饱闷自开，可无借乎二陈、炮楂、蓬术，恐产虚者难当耳。

治胀方

治产后腹胀。

人参二钱　白术土炒　当归各三钱　茯苓一钱五分川芎七分　陈皮四分　甘草三分

水煎服。

养生化滞汤

治产后大便不通，误服大黄等药，致成鼓胀。

人参　茯苓　川芎　白芍炒。各一钱　当归四钱　桃仁十粒，去皮尖　肉苁蓉一钱五分，酒洗去泥甲　大腹皮五分，黑豆水制净　陈皮四分　制香附　炙草各三分

水煎服。

如胀甚，再加人参二三钱。

常治误用大黄多者，服参、归至半斤以上，大便方通，肿胀渐退。

加减六君子汤

治产后腹胀。

人参　白术土炒　茯苓各一钱　陈皮六分　厚朴八分，制　砂仁　炮姜各四分　炙草五分

水煎服。

生化汤见本卷生化汤论后。

六君子汤见上卷诸痛门。

二陈汤见上卷子烦门。

琥珀黑龙丹见中卷催生门。

浮肿论

产后手足俱浮，皮肤间光莹色润，乃脾虚不能制

水，肾虚不能行水也。宜大补为主，补中利水汤治之。

如因寒邪湿气伤表，无汗而肿，前汤加姜皮、半夏、苏叶，或五皮散亦可。

又有由败血乘虚停积，而循经流入四肢，留溁日深，腐坏如水，故令面目四肢浮肿，乍寒乍热。医人不识，误作水气治之，多用导水。凡治水药极能虚人，产后既虚，药又虚之，是谓重虚，多致夭枉。如产毕随服生化汤，化瘀生新，自无此败血如水之证。今既失治，宜服小调经散，则血行肿消。密斋用调经汤，又加味五皮汤，使气血流行，风湿消散，肿自消矣。

若水气系肺，失降下之令，其人必发咳嗽，小便涩少，可立而辨也。如脚肿或肚肿，或成鼓肿，宜济生肾气丸。冯氏云：产后浮肿，若寒水侮土，宜养脾肺。若气虚浮肿，宜益脾胃。若水气浮肿，宜补中汤。若兼喘咳而脉沉细无力，此命门火衰，脾土虚寒也，八味丸主之。腹满者，虚气而非血也，补中汤送八味丸。一以升补清阳，一以敛纳浊气，升降既得，而胀满自消矣。

补中利水汤

治产后七日外，消肿利水。

人参　白术土炒。各二钱　茯苓　白芍炒。各一钱木瓜八分　陈皮五分　紫苏　木通　制苍术　大腹皮黑豆水制净　厚朴姜汁制，各四分

水煎服。

如壅满，用制半夏、陈皮、制香附监之。

虚，加人参。

热，加去心麦冬、炒黄芩以清肺金。

大便不通，加郁李仁、麻仁各一钱。

小调经散

治产后浮肿，因败血者。

归身酒洗　赤芍　桂心各一钱　没药　琥珀各一分　麝香　细辛各五厘　炙草二分

为末，每服五分，姜汁酒调下。

调经汤

归身酒洗　赤芍　丹皮　桂心　赤茯苓　陈皮　炙草各一钱　细辛　炮姜各五分

姜一片，水煎服。

加味五皮汤

治产后虚弱，腠理不密，调理失宜，外受风湿，面目浮肿，四肢肿者。

桑白皮　陈皮　茯苓皮　大腹皮黑豆水制净　生姜皮各一钱　汉防己　枳壳麸炒　猪苓各八分　炙草五分

生姜引，水煎服。

此方重在外受风湿四字，故用此渗利之剂。

五皮散见本卷痢滞门。

生化汤见本卷生化汤论后。

济生肾气丸见上卷诸痛门，附六味地黄汤下。

补中益气汤见上卷诸痛门。

八味地黄丸见上卷诸痛门，附六味地黄汤下。

咳嗽论

产后七日内，外感风寒咳嗽，鼻塞、声重、恶寒者，只服生化汤自愈。内有芎、姜，散其邪也。或于生化汤中，加杏仁、桔梗。有痰，加天花粉。又有加味生化汤，并皆治之。总不用麻黄动汗，即嗽而胁痛，亦不用柴胡伐肝，因其内虚耳。《医通》用桔梗汤加葱白、香豉、生姜，或用小建中汤，且又能治风木乘脾而嗽。至于产后久嗽，宜加味甘桔汤主之。

《尊生》用桑贝芎归清肺汤，治产后咳嗽甚效。冯氏并《纲目》书云：产后咳嗽，悉属胃气不足。胃为五脏之本，胃气一虚，五脏失所，百病生焉。虽谓肺主皮毛，腠理不密所致，不知肺属辛金，生于己土，亦因土虚不能生金，所以腠理不密，外邪易感。其阴火上炎者，宜壮土以生金，滋水以制火，若不补虚，见证治标则误矣。按壮土生金，异功散也。滋水制火，地黄丸也。故《医通》治产后虚嗽，有用异功散去术，加山药、细辛、桂枝之方。阴虚感客邪，六味丸去萸，加桂枝、细辛。阴虚水不制火而嗽，六味丸加麦冬、五味等方也。

然又有干嗽、内热，桔梗汤加葳蕤、麦冬、丹皮，蜜煎姜、橘之类。盖干嗽一证，有小儿食乳易治，无则成劳。产后食盐醯太早者，难治。须待再产月内，切记迟用，更宜少用，方可望愈。

密斋云：产后多因恶露上攻，流入肺经，乃成咳嗽。其证胸膈胀闷，宜服二母汤。按二母性凉，岂能治恶露上攻？人参补气，又何能疗恶露流入肺经之嗽？虽立斋将桃仁、杏仁加倍，以泻肺导瘀，然予终不敢妄于用也。若果瘀入肺经，即冲肺证矣，当不止于发嗽、胸胀已耳。

加味生化汤

治产后感风寒咳嗽，鼻塞声重。

当归二钱五分　川芎一钱　杏仁十粒，去皮尖　炮姜桔梗　炙草各四分　知母八分，酒炒

姜一片，水煎服。

有痰，加天花粉。

虚弱有汗，嗽，加人参一钱。

予谓此方，有知母、花粉并用，须产久无块痛，方

可用之。

桔梗汤 即甘桔汤

治风热，肺气不清，嗽。

桔梗　甘草各三钱

水煎服。

加味甘桔汤

治产后嗽久不止，涕唾稠粘。

甘草　桔梗　款冬花　贝母去心　前胡　枳壳麸炒

白茯苓　五味子碎　麦冬去心。各等分

淡竹叶十五片，水煎服。

桑贝芎归清肺汤

治产后咳嗽。

前胡　紫菀　贝母去心　桑白皮　茯苓　当归　川

芎　干葛　紫苏各一钱

水煎服。

异功散

治肺胃气虚，稀痰喘嗽。

人参　白术土炒　茯苓各一钱　陈皮去白　炙草各

六分

为散，每服三四钱，生姜煎汤调服。

二母汤

治产后恶露上攻，流入肺经咳嗽不已。

人参　贝母去心　茯苓　知母各一钱　桃仁去皮尖
杏仁去皮尖。各二钱

水煎，食后服。

生化汤 见本卷生化汤论后。

小建中汤 见本卷脱汗亡阳门，附黄芪建中汤下。

六味地黄丸 见上卷诸痛门，附六味地黄汤下。

淋证论

产后淋证，此亦血去阴虚生内热也。盖肾为至阴，主行水道，去血过多，正阴亏损，故生内热，小便成淋而涩痛。是以热客于腑，虚则频数，热则涩痛也。气血兼热，血入胞中，则血随小便而为血淋。

但小便淋闭，却与不通当分别而治。不通者属气虚，淋属内热涩痛。故密斋治淋，用知柏导赤散，调益元散治之。冯氏云：血虚热郁，当用六味丸、逍遥散补阴养血，滋其化源，佐以导血药可也。《医通》云：膀胱阴虚而小便淋沥，生料六味合生脉散，大剂煎成，隔汤炖热，续续进之，以滋化源。或补中益气汤，兼服六味地黄丸。

更有收生不谨，以致损胞而得淋沥者，应用峻补，宜参术汤，或用参术膏，煎以猪羊胞汤，极饥时饮之，令气血骤长，不过月余，其胞可完。

丹溪曾治一妇，诊其脉虚甚，用参、芪为君，芎、归为臣，桃仁、陈皮、茯苓为佐，煎以猪羊胞汤服之，一月而愈。又有茅根汤，并加味茅根汤、《济阴》加味四物汤，俱治淋方也。附录以备择用。

知柏导赤散

生地　赤芍　木通　麦冬去心　黄柏　知母炒　桂心　甘草生。各一钱

灯心四十九寸，水煎，调益元散二钱服。

益元散一名天水散，一名六一散

治暑月小水不利。

滑石六两，水飞　甘草炙六钱，生四钱

为散，清水调服。

老人虚人及病后伤津，小便不利禁用。

加水飞辰砂一钱，名辰砂六一散，治暑月惊悸多汗，小便涩痛。

参术汤

治妇人生产，稳婆误用手指掏胞损破，以致小便不禁。

人参二钱五分　白术二钱，土炒　黄芪一钱五分，蜜炙　陈皮去白　桃仁去皮尖　茯苓各一钱　炙草五分

先用猪胞或羊胞一个，洗净，水二盏，煮至一盏，去胞。入药，煎七分，食前服，多剂乃佳。

茅根汤

治赤、白、砂、石诸淋。

茅根一两　滑石一钱，煅　甘草五分　紫贝一个，煅　石首鱼脑砂一个，焙干，研为末。一方用二个，煅　阙字姜[1]一块

灯心三十寸，煎，入鱼头末，空心温服。

加减茅根汤

治产后淋，小便痛及血淋等证。

白茅根一两　瞿麦　车前　冬葵子　通草各一钱　鲤鱼齿一百个，为末

水煎，入鱼齿末，空心温服。

《济阴》加味四物汤

诸淋皆属于热，用此累效。

当归　川芎　赤芍　生地　杜牛膝　木通　甘草梢各一钱　桃仁五个，去皮尖　滑石一钱五分　木香二分

水煎服。

1　阙字姜：不详，待考。

六味地黄丸见上卷诸痛门，附六味地黄汤下。

补中益气汤见上卷诸痛门。

逍遥散见上卷胎逆上逼门。

生脉散见本卷晕厥门。

参术膏见本卷类疟及寒热往来门。

小便数及遗尿不禁论

凡人下焦如渎，所以主潴泄也。产后气血虚脱，沟渎决裂，潴蓄不固，水泉不止，故数而遗而不禁耳。治法：下者举之，脱者涩之。宜用升阳调元汤合桑螵蛸散主之。

《医通》云：产后小便数，乃气虚不能制水，补中益气加车前、茯苓。遗尿不知，补中益气汤。然有肾气不固者，宜六味丸加益智。若因膀胱气虚，小便频数，当补脾肺，补中益气加山萸、山药为主，佐以人参螵蛸散。如系虚寒以致数遗，益心汤最妙。

冯氏云：小便不禁，若脾肾虚弱，补中汤送还少丹。若脾肾虚寒，用八味丸、四神丸佐之。然世有新产之妇，廷孔未敛，故溺出不知。此恒有之，至六七朝自止，不必治也。又有临产损破尿胞遗尿者，已于前淋证门中论治矣。

升阳调元汤

治产后小便数，及遗尿不禁。

人参　益智仁　黄芪蜜炙。各一钱五分　升麻　炙草各一钱

姜枣煎，调桑螵蛸散服。

原方药通用一钱五分，予谓升麻、炙草宜减，故各录用一钱。

桑螵蛸散

正桑螵蛸炒　白龙骨煅　牡蛎各等分。取左顾者，煅为细末，每服调服三钱。

人参螵蛸散

治产后阳气虚弱，小便频数及遗尿。

桑螵蛸二三十个，炒　人参二两　黄芪三两，蜜炙鹿茸酥炙　牡蛎煅　赤石脂煅　厚朴姜汁制。各二两

右为末，每服二钱。空心粥饮调下。

《外台方》无厚朴、石脂，有甘草、生姜。

益心汤

治产后小便数及遗尿。

益智仁二十七粒

为细末，每服二钱，米饮调服。

还少丹

治脾肾虚寒，血气羸乏，不思饮食，发热盗汗等证。

熟地二两　山药　牛膝酒浸。各一两五钱　山萸肉茯苓乳拌　杜仲姜汁炒断丝　远志制，去心，取净肉　五味子炒　楮实子酒蒸　小茴香炒　巴戟天酒浸，去骨　肉苁蓉酒浸，洗去泥甲。各一两　石菖蒲五钱

枣肉加蜜为丸，每服三四钱。白汤、淡盐汤俱可送下。

补中益气汤见上卷诸痛门。

六味丸　八味丸俱见上卷诸痛门，附六味地黄汤下。

四神丸见本卷腹痛门。

蓐劳骨蒸论

产后去血劳伤，再加之调养失宜，所生者少。脾肺气弱，不能运其精微，致令骨蒸劳热。

若富贵之家，虽有美食及药力以调养，必有他事不如意，而怒动肝火，耗伤其方生之血，亦能致饮食减少，虚羸体倦。况新产之妇，原属血虚，所生之血无几，一经伤耗，则阴血更虚，焉得不成内热骨蒸也。

即藜藿之人，不特无美食药力滋生气血，更兼自乳其子，则方生之血岂能骤足？倘本质瘦弱，又焉得而不阴虚内热以成骨蒸也。

即或本体壮盛，常见生育数胎，自为乳哺，则面颜多有老过年岁者，即此而验，概可知矣。

是以产后易成蓐劳之证。故治产后虚弱，用参归汤。作寒热，白茯苓散。虚证杂见成蓐劳者，鳖甲汤。无疾觉虚，十全大补汤，又当归羊肉汤。有治产后骨蒸，先服清骨散，后服保正汤。又有加味大造丸，亦能治骨蒸劳热。《医通》云：产后蓐劳，因产不顺，疲极筋力，忧心劳虑，或产后将养失宜，致令虚羸喘乏，寒热如疟，百节烦痛，头疼自汗，肢体倦怠，咳嗽痰逆，腹中绞刺，当扶正为主，六君子加当归。若脾肺气虚，咳嗽口干，异功散加麦冬、五味。气虚头晕，补中益气倍用归、芪。肝经血虚，肢体作痛，四物加参、苓、术、桂。肝肾虚弱，自汗、盗汗，往来寒热，六味丸加五味子。脾虚血弱腹痛，月经不调，归脾汤倍木香。血虚有热，增损柴胡汤。骨蒸劳热，咳嗽有红者，异功散去术，加山药、丹皮、五味、阿胶、童便。热而无痰干咳，逍遥散用蜜煎姜、橘，蜜蒸白术。产后虚损，不时寒热，或经一二载元神不复，月事不转，先与《千金》当归芍药汤，后与乌骨鸡丸调补。

大抵此证，多因脾胃虚弱，饮食减少，以致疲惫而成，当补脾胃，进饮食，则诸脏有所倚赖，病自愈矣。

参归汤

治产后虚弱。

人参 当归酒浸。各二钱 猪肾一个 糯米 葱白

水煎服。

白茯苓散

治产后蓐劳，头目肢体疼痛，寒热如疟。

人参 当归 熟地 川芎 白芍炒 黄芪蜜炙 桂

心各五分 茯苓一钱 猪肾一个

姜、枣引，水煎服。

鳖甲汤

治产后虚证杂见成蓐劳。

黄芪蜜炙 鳖甲炙。各一钱 牛膝七分，酒蒸 人参

茯苓 当归 白芍炒 桑寄生 麦冬去心 熟地 桃仁

去皮尖 桂心 炙草各五分 续断三钱，酒制，取净肉

猪肾煮汁作水，加姜、枣引，煎服。

当归羊肉汤

治产后无疾觉虚。

当归五两 黄芪四两，蜜炙 生姜六两

肥羊肉一斤，煮取汁煎药，分四服。

清骨散

治骨蒸劳热，男女皆可用。

柴胡　前胡　胡黄连　乌梅各八分　猪骨髓一段
韭白十根

水煎成，入猪胆汁少许服。

一方，将药为末，猪髓一钱，猪胆汁一个，韭白同捣为丸，绿豆大。每服三四十丸，开水食后送下。

保正汤

人参　茯苓　白术土炒，如咳嗽用蜜蒸　麦冬去心
白芍炒　枸杞　生地　熟地　知母炒。各一钱　黄芪蜜炙
川芎　地骨皮各八分　当归　天冬去心。各二钱　五味子
十粒　黄柏六分，炒　炙草四分

枣二枚，水煎服。亦可作丸服。

一方，天冬只用一钱，无麦冬。

加味大造丸

治骨蒸劳热。如服保正汤，不须服此。

人参　当归酒浸　山药　黄柏炒　枸杞子各一两　麦
冬去心　石斛各八钱　生地二两　柴胡六钱　胡黄连五钱
紫河车一具，水洗净，白酒蒸

另将麦冬、地黄先捣如泥；紫河车蒸熟，亦另捣；后入诸药于河车、麦冬、地黄内，同捣为丸。如焙干河车为末，则炼蜜为丸亦可。

增损柴胡汤

治少阳血虚，寒热不止。

人参　川芎　芍药　炙草各一钱　柴胡　制半夏各二钱　陈皮八分

姜五片，大枣四枚，水煎服。

《千金》当归芍药汤

治产后烦满不安。

人参　芍药炒　麦冬去心　干地黄各一钱　当归一钱五分　桂心四分　粳米一撮　生姜三片

去核大枣三枚，水煎服。

乌骨鸡丸

治妇人郁结不舒，蒸热咳嗽，月事不调，或久闭不行，或倒经血溢于上，或产后蓐劳，或崩淋不止，及带下赤白、白淫诸证。兼疗男子斫丧太早，劳嗽吐红，或虚损者。

乌骨鸡一只，取白丝毛者方可用。男用雌，女用雄，拣嫩长者，溺倒，泡去毛，竹刀剖胁出胜、肝，去秽，留内金。并去肠垢，仍入腹内　熟地四两。如血热加生地黄二两　北五味一两，碎

上二味，入鸡腹内，用陈酒或酒酿、童便各二碗，水数碗，于砂锅内旋煮旋添，糜烂汁尽。

绵黄芪三两，去皮，蜜酒拌炙　於术三两，饭上蒸九次

白茯苓去皮净　归身酒洗　白芍酒炒。各二两

右五味，预为粗末，同鸡肉捣烂，焙干。骨用酥炙，共为细末，入下项药：

人参三两。虚甚，加至六两　川芎一两，童便浸，切晒
牡丹皮二两，酒浸，勿炒

右三味，各为细末，和前药中。另用干山药末六两，打糊，众手丸。或晒干，勿令馊，瓷罐收贮。清晨，人参汤或沸汤送下三钱；卧时，醇酒再服二钱。大便实者，炼白蜜为丸亦可。

骨蒸，加炙九肋鳖甲三两，银柴胡、地骨皮各一两五钱。

经闭，加肉桂一两。

崩漏下血，倍熟地，加正阿胶二两。

倒经血溢，加去心麦冬二两。

郁结痞闷，加童便制香附二两、沉香五钱。

赤白带下，加正川草薢二两、四制香附二两、蕲艾一两。

白淫，倍用参、芪、苓、术。

按乌骨鸡丸，诸药皆寻常而无奇处，治调经最验。盖鸡属巽补肝，犹妙在乌骨益肾，变巽归坎，甲癸同源，兼滋冲任也。

十全大补汤见上卷胎不长养门。

异功散见本卷咳嗽门。

六君子汤　补中益气汤俱见上卷诸痛门。

六味地黄丸见上卷诸痛门，附六味地黄汤下。

四物汤见上卷安胎门。

归脾汤见上卷胞漏小产门。

逍遥散见上卷胎逆上逼门。

吐衄及口鼻黑气起而衄并舌黑论

　　产后吐血，诸书皆称难治，以其上下脱也。《医通》云：产后鼻衄，乃气血逆行所致，用紫苏饮入童便、荆芥灰治之。《良方》以荆芥焙为末，童便服二钱。与《医通》意同。又《尊生》治产后鼻血不止，用犀角、生地、赤芍，合二味参苏饮。

　　如口鼻黑气起而衄者，难治。盖五脏之华，皆上注于面。凡色红赤者，阳热之生气也。青黑者，阴寒之绝气也。况口鼻为阳明多血多气之经，而见阴寒惨杀之气，则胃中阳和之气衰败可知矣。复至鼻衄，则阳亡阴走也，胃绝肺败，阴阳两亡，故不可治。但有禳厌一法，或可望生。急取绯线一条，并产妇顶心发两条，紧系中指节上即止。无药可治。立斋云：急用三味参苏饮治之，亦有得生者。

如前证再兼舌紫黑者，为血先死，不治。盖心主血，少阴气绝则血不上荫耳。汪石山治一妇，产后血逆上行，鼻衄口干，心躁舌黑，因瘀血上升，遂用益母丸二丸，童便化下。鼻衄渐止，血渐通。

此条当与三冲门参看。

三味参苏饮

治产后瘀血入肺，咳嗽喘急。若口鼻黑气起，急用此药，亦有可望得生者。

人参一两　苏木二两　制附子五钱

右作一剂，水煎服。

紫苏饮见上卷安胎门。

二味参苏饮见本卷三冲门。

大小便血论

产后尿血，小腹痛者，乃败血流入膀胱；小腹不痛，但溺时涩痛者，乃内热也。并用小蓟汤主之。《尊生》用加味肾气去桂、附，加生地、发灰治之。

至于大便便血，或因饮食起居失宜，或因六淫七情过极，致元气亏损，阴络受伤也，四君子加生地、升麻、归身、白芍、发灰治之。

小蓟汤

小蓟根　生地　赤芍　木通　蒲黄　淡竹叶　甘草梢生。各一钱　滑石二钱

灯心四十九寸，水煎服。

败血，加归尾、红花各一钱。

兼内热，加黄芩、去心麦冬各一钱。

加味肾气汤见上卷诸痛门，附六味汤下。照丸方减分两，作汤剂煎服。

四君子汤见上卷胎逆上逼门。

月水不通论

产后月水不通者，不必药也。妇人冲任之脉，为经络之海，皆起胞内。手太阳、手少阴二经，上为乳汁，下为月水。若产后去血过多，常有月水不通。若乳子者，半岁一岁之内，月经不行，此犹常候。若半岁左右便行，是必少壮血盛之人。若产后一二年月经不通，无他疾苦，亦不必服通经之药。盖因劳伤荣卫，冲任脉虚，气血衰少耳。但服健脾胃及滋补气血之药，自然通行。若强通之，是犹揠苗者也。

痈疽论

新产半月左右，忽发痈肿于四肢、胸腹者，是败血不尽，流滞经络。或气血虚弱，荣气不从，逆于肉理也。如败血瘀滞者，则燋肿赤痛，而脉弦洪有力，当补血行血之中，佐以导瘀疏气为主。如气血虚弱，荣涩卫逆者，则平塌散漫，而脉虚微无力，当大补气血为主。如十全、八珍之属，以固本元，扶胃气。气壮血和，其毒自解。若以毒治，而用清凉解毒，势必不脓不溃，变成坏证矣。

乳少无乳并乳汁自出论

产妇冲任血旺，脾胃气壮，则乳足而浓，乃生化之源旺也。如无他证但少乳，是气血滞，用行气下乳汤。若脾胃气弱，饮食少进，冲任素亏，其人面必黄色，则乳少而薄，所乳之子，亦怯弱而多病。务服滋养气血，兼通利之剂，宜十全大补汤加红花五分，或四物汤加茯苓、花粉、甘草、王不留行、麦冬、漏芦、穿山甲、通草，猪蹄汁煎服。如既服通利之药，亦无大效，仍然乳少，系此妇气血亏甚，津液短少，何以为乳？须另觅乳母可耳。

至于选乳母之法，择其人肥瘦适中，无病经调善食者佳。太肥则多痰，太瘦则多火，儿饮其乳，亦复如是。且人乳原无定性，随饮食性气而变。故饮食之调摄，乳母又不可不慎也。但凡乳汁，须要验其浓白光彩，入盏中，上面莹然如玉为上。黄色清薄为下，不可使之哺儿也。

至于产后乳汁不行，身体壮热，头目昏痛，或乳下发热身痛，玉露散主之。世有产妇气血旺而壅滞不行者，法当疏而通之，生化汤加木香、青皮、白芷、花粉、穿山甲煎服。又有用麦冬、瓜蒌仁、天花粉、人参、葵子、猪胰、木通、漏芦、猪蹄之类，煮食而乳行矣。再考《全书》内，治肥盛妇人，痰气壅结，乳汁不行，用漏芦汤利之。

至于血气虚而燥涩阻滞不行者，宜十全、八珍之类，补其虚而自行。《全书》内有猪蹄汤二方，治气血不足，乳汁不行。如脾虚饮食少无乳，宜香砂四君子汤。若乳将至而未得通畅者，宜猪蹄羹、涌泉散。

若夫乳汁自出者，乃阳明胃气不固，亦宜八珍或十全补之。若阳明血热而溢者，宜保阴煎或四君子加栀子。若肝经怒火上冲，乳胀而溢者，宜加减一阴煎。若乳多胀满而溢者，不必服药，宜温帛熨而散之。若未产而乳自出，谓之乳泣，生子多不育。若产妇劳役，乳汁涌下，此阳气虚而厥也，独参汤主之。

行气下乳汤

治产妇气血滞，无他证，但少乳。

生地　当归　川芎各一钱　白术土炒　茯苓各六分
制香附　陈皮　红花各五分　穿山甲三片，炒　木香二分水、酒各半，煎服。

玉露散

治乳汁不行，身体壮热，头目晕痛，属虚者。

人参　茯苓　当归　白芍炒　桔梗各一钱　川芎
柴胡　炙草各六分

水煎服。

《准绳》及《全书》俱无柴胡，有白芷一钱，参、
苓、归、草各五分，炒白芍七分，桔梗、川芎各一钱。

漏芦汤

治产妇肥盛，脉气壅结乳少。

漏芦一两　蛇蜕一条　土瓜根

共为末，酒调下二钱。

此方峻厉不宜用。录之以备参考耳。

猪蹄汤

治产妇气血不足，乳汁不下。

用八珍汤料，加炙黄芪、漏芦、陈皮、木通，先用
猪蹄一副，煮汁二碗，煎药服之。

或加天花粉。

又方

川芎一两　通草二两　甘草一钱　穿山甲十四片，炒
用猪蹄一副，洗切，入水六碗，同药煎至三碗，加

葱姜盐料，取汁饮之，助其气血，乳汁自下。夏月不可失盖，时用葱汤洗乳为佳，忌生冷食物。

香砂四君子汤

治产妇脾虚，食少，无乳。

人参　白术土炒　茯苓　麦冬去心。各八分　当归一钱　陈皮　制香附　砂仁　红花　炙草各四分

水煎服。

通草猪蹄羹

猪蹄一只　通草四两

水煮去一半，饮汤，兼服涌泉散即通。

涌泉散

王不留行　瞿麦　麦冬　龙骨煅　穿山甲炒。各等分

右为末，每服一钱，热酒调下，饮猪蹄羹少许。以油木梳在两乳上，梳二三十梳。日二服，俱如前梳法即通。

一方无穿山甲，用猪蹄汁一碗，酒一杯，煎服。以木梳于乳上照前法梳之。

加减一阴煎

治水亏火胜。

生地　白芍炒　麦冬去心。各二钱　熟地三五钱　知母炒　地骨皮各一钱　炙草五七分

水煎服。

独参汤

治产后乳汁涌下。

人参随证多少用之

水煎浓汤，作茶饮。

十全大补汤见上卷胎不长养门。

四物汤见上卷安胎门。

生化汤见本卷生化汤论后。

八珍汤见上卷诸痛门。

保阴煎见本卷恶露不止门。

四君子汤见上卷胎逆上逼门。

妒乳吹乳乳痈论

产后妒乳，因无子食乳，蓄结作胀。或妇人血气方盛，乳房作胀，以致肿痛，憎寒发热。若不以手捏去乳汁，及令人吮通之，必致成痈，四物汤调炒麦芽二两，煎服立消。予谓麦芽过多伤胃，若用三钱亦足矣。又妇人乳头生小浅热疮，搔之黄汁出，亦为妒乳。以槲树皮煎洗，或天麻草煎洗。

至于吹乳之证，有内吹、外吹、上逆、下顺之异，总属胆胃二经热毒，气血凝滞。内吹者，胎热也。外吹者，因儿食乳，为口气所吹也。俱令乳汁不通，壅结肿痛，不急治之，多成痈肿。速服瓜蒌散，外以南星末，温汤调敷，更以手揉散之。势甚者，惟连翘金贝煎最妙。《正宗》用橘叶散，治内外吹乳。《医通》云：吹乳初起作寒热，即服加味逍遥散，加瓜蒌霜散之。《尊生》治惯吹乳，用清肝解郁汤。又立治吹乳三方，分别初起、身热、结肿施治。

至于乳痈一证，即吹乳不散，久积成痈。又云：轻为妒乳，重为乳痈。亦胆胃二腑热毒，气血壅滞而成。势甚有余者，宜先以连翘金贝煎治之甚妙。如初起肿痛，肉色焮赤，或发寒热，或憎寒头痛，烦渴引饮，尚未成痈时，于人参败毒散、加味逍遥散、神效瓜蒌散选择治之，肿自消散。若至数日，脓成溃窍，稠脓涌出，脓尽自愈。

予治吹乳、结乳、乳痈等证，立消毒饮二方，外用槐艾洗法，通治乳证，效过多人。又瓜蒌贝母饮亦效，并附于各方之后。若产妇气血虚弱，患此等证而误用败毒，久不收敛，脓清脉大，则难治。《医通》云：脓清脉大，非大剂开郁理气，温补气血，不能收功也。

瓜蒌散

治吹乳肿痛。

瓜蒌一个，打碎　乳香二钱

用酒煎服。外用南星末，温汤调涂。

连翘金贝煎

治阳分痈毒，或在脏腑肺膈胸乳之间者，此方最佳。甚者，连用数服，无有不愈。

金银花　土贝母去心　蒲公英　夏枯草各三钱　红藤七八钱　连翘一两，或五七钱。去心

用好酒二碗，煎一碗服，服后暖卧片时。

不能饮者，酒水各半煎之。

火盛烦渴乳肿者，加天花粉。

若阳毒内热，或在头项之间者，水煎亦可。

橘叶散

治妇人有孕胎热为内吹，有儿食乳为外吹，致乳结成肿痛，寒热交作，甚者呕恶，并治之。

柴胡　陈皮　川芎　山栀炒　青皮　石膏煅　黄芩炒　连翘去心　甘草各一钱　橘叶二十片

水二钟，煎八分，食远服。渣再煎服。

清肝解郁汤

治惯吹乳。

熟地　茯苓　白芍炒　贝母去心　栀子炒　当归各一
钱　柴胡　丹皮　川芎　陈皮各六分　甘草五分

水煎服。

虚，加人参、白术。

《尊生》治吹乳初起一

当归　贝母去心　白芷梢各一钱　花粉八分　制香附
瓜蒌仁　甘草节各六分　青皮　乳香　没药各五分　穿山
甲一钱，炒　川芎四分

水酒煎二服。

《尊生》治吹乳身热二

羌活　独活　前胡　柴胡　枳壳炒　桔梗　贝母去
心　白芷　青皮　当归　穿山甲炒，各等分

水煎服。

《尊生》治吹乳已结肿三

陈皮　牛蒡子　山栀炒　忍冬　甘草　瓜蒌　黄芩
花粉　连翘去心　皂角刺各一钱　柴胡　青皮各五分

煎服。

内热，加石膏。

予谓皂角刺，不宜用一钱，用四五分足矣。

人参败毒散又名败毒散

治四时伤寒瘟疫，憎寒壮热，风湿风眩，项强身体

297

疼痛。岭南烟瘴之地，疫疠时行，或卑湿脚气，痿弱等证。

人参　茯苓　枳壳炒　川芎　羌活　独活　前胡柴胡　桔梗　甘草各等分

水一钟半，姜三片，煎服。或为细末，沸汤点服。

神效瓜蒌散

治乳痈及一切痈疽初起，肿痛即消，脓成即溃，脓出即愈。治痈之方甚多，独此方神效。瘰疬疮毒犹效。凡一切痈疽余毒，皆宜用之。

瓜蒌一个，研烂　当归酒洗　生粉草各五钱　乳香没药各一钱。《尊生》乳、没各二钱五分

右用酒煎服，良久再服。如不能饮，以酒水各半煎之。如数剂不效，宜以补气血之药兼服之。

若肝经血虚，结核不消，佐以四物、柴胡、升麻、白术、茯苓。

若肝脾气血虚弱，佐以四君、芎、归、柴胡、升麻。

若忧郁伤脾，气血亏损，佐以归脾汤。

消毒饮

专治乳房或乳顶黑晕之内肿毒未破，发热恶寒，疮处或痛，或不痛，或麻木，服之即消。

蒲公英　紫花地丁各一钱二分　当归酒洗　白芍醋炒赤芍　丹皮　地骨皮　天花粉各一钱　陈皮八分　生草

三分

灯心五十寸，水三钟，煎一钟，食后服。仍以槐艾水不时洗之。

定痛消毒饮

治乳顶旁或乳房吹乳成痈，并乳结之证，发热恶寒，冷汗自出，势欲破而疼痛难忍，服之即出脓痛定。

蒲公英　紫花地丁各一钱二分　当归乳房用身，乳顶用尾　白芍醋炒　赤芍　花粉　浙贝母去心，研。各一钱　皂角刺七分或五分　柴胡梢八分或一钱。乳顶肿结用之。若乳房，易白芷　牡丹皮　广皮各八分　明乳香　没药各五分　生草三分

红枣二枚，去核，灯心五十寸，水三钟，煎八分。临服加无灰酒小半酒杯，入药，滚数滚服之。不时用槐艾水洗。

槐艾洗法

治产妇乳上结核乳痈。

槐条　艾叶不拘多少

连须葱一条，将槐艾用水同煎煮，入醋少许，频频洗之。若乳顶旁生疮，脓出洗净，与儿吮之，随以松萝茶叶末掺上。

瓜蒌贝母饮

治乳房结核焮肿。

瓜蒌实　土贝母去心　甘草节各三钱

煎服，效。已溃，加忍冬一两佳。

四物汤见上卷安胎门。

加味逍遥散见上卷胎逆上逼门，附逍遥散下。

乳岩论

妇人乳岩一证，原非产后之病，但乳岩、乳痈，皆疮生乳房，治此证者，混同施治，误世不小，不得不分别论明也。

其乳痈起于吹乳之一时，非同乳岩，由气血亏损于数载，始因妇女或不得意于翁姑夫婿，或诸事忧虑郁遏，致肝脾二脏久郁而成。初起小核，结于乳内，肉色如故，如围棋子大，不痛不痒，十数年后方成疮患。烂见肺腑，不可治矣。

故初起之时，其人内热夜热，五心烦热，肢体倦瘦，月经不调，宜早为治疗。益气养荣汤、加味逍遥散，多服渐散。气虚必大剂人参，专心久服，其核渐消。若服攻坚解毒伤其正气，必致溃败。多有数年不溃者最危，溃则不治。

周季芝云：乳癖、乳岩，结硬未溃，以活鲫鱼同生山药捣烂，入麝香少许，涂块上，觉痒极，勿搔动，隔衣轻轻揉之。七日一涂，旋涂渐消。若荏苒岁月，以致溃腐，渐大类岩，色赤出水，深洞臭秽，用归脾汤等药，可延岁月。若误用攻伐，危殆迫矣。

曾见一妇，乳房结核如杯数年，诸治不效，因血崩后，日服人参两许。月余，参尽二斤，乳核霍然。此证有月经者尚轻，如五六十岁无经者，不可轻易看也。

益气养荣汤

治瘰疬、结核、流注，一切郁热毒气。

人参　白术土炒　茯苓各一钱　当归二钱　川芎　白芍酒炒。各八分　熟地二三钱　黄芪蜜炙，一钱五分　桔梗一钱或八分　贝母去心，一钱二分　香附七八分　橘皮　炙草各五分

生姜引，水煎服。

加味逍遥散见上卷胎逆上逼门，附逍遥散下。

归脾汤见上卷胎漏小产门。

乳悬论 附方

产后瘀血上攻，忽两乳伸长，细小如肠，直过小腹，痛不可忍，名曰乳悬，乃危证也。速用川芎、当归各一斤，水煎浓汤，不时温服。再用二斤，逐旋烧烟，安在病患面前桌子下。令病患屈身低头，将口鼻及病乳常吸烟气。如未甚缩，再用一料，则瘀血消而乳头自复

矣。若更不复旧，用蓖麻子捣烂，贴顶上片时，收即洗去。

前阴诸证论

产门不闭，如无肿痛，或肿既消而不闭者，此气血虚不能收摄，以十全大补汤服数帖，再用补中益气汤，加五味子治之。或以补中益气汤，加制半夏、茯苓以健脾，使元气复而诸疾自愈。或以硫黄汤外洗。又敛宫方治子宫不敛甚效。

产后阴户脱下，乃元气不足。及阴挺突出肿痛，清水淋漓者，用八珍汤加炙黄芪、防风、升麻各五分即收。或用补中益气加醋炒白芍一钱、五味子十粒。或易酒炒白芍一钱，肉桂五分，补而举之亦可，兼以硫黄散外治之。又有熨阴洗阴法，录后备用。

产门肿痛，因脏中风冷者，当归汤洗之。

产后阴挺阴菌，诸虫痛痒，盖因妇人七情郁火，伤损肝脾，湿热下注，故有阴中舒出如蛇，俗呼阴挺。有翻突如饼，俗呼阴菌。亦有如鸡冠，如鼠乳。亦有生诸虫，肿痛湿痒，溃烂出水，胀闷脱坠者。其内证口干，内热，体热[1]，饮食无味，晡热发热，胸膈不利，小腹痞胀，赤白带下，小水淋沥。其治法，如气虚，十全大补加五味子，倍参、桂，补而敛之。初产肿胀，痛而热

---

1 热：《张氏医通·妇人门·疮疡·阴疮》作"倦"。

者，宜加味逍遥散，或逍遥散加荆芥、牡丹皮。如产久，则于杂证同治法，用四物汤加柴胡、山栀、丹皮、胆草。湿痒者，归脾汤加山栀、柴胡、丹皮。淋沥者，龙胆泻肝汤加白术、丹皮。溃腐者，加味逍遥散。肿闷脱坠者，补中益气加山栀、丹皮。以上诸证，均可佐以外治之法，如硫黄汤、熨阴洗阴诸方，选而用之。

产后子肠不收，宜用收肠方收之，神应丹收肠甚捷。

产后阴户中生小疮，形如痱子，名曰騳疮。或痛痒如虫行状，脓汁淋沥，用疗蚀方、椒汤、肉汁、金银散、杀虫硫黄散等方选用。

硫黄汤

治产后玉门开而不闭，及阴户突出。

硫黄三钱　吴茱萸　菟丝子各二钱　蛇床子一钱五分

右研匀，水一腕，煎汤频洗自收。

敛宫方

治子宫不敛。

荆芥　藿香　椿根白皮

煎汤熏洗，神效。

硫黄散

治产后阳气虚寒，玉门不闭。

硫黄　乌贼骨各五钱　五味子一钱

右为末，掺患处，日三易。

熨阴洗阴法

治阴肿、阴痛、阴脱。

用蛇床子不拘多少，炒极热，以绢袋盛或布裹，熨患处。

又法：用蛇床子五两，乌梅十四个，煎水，日洗五六次。

当归汤

治产后脏中风冷，阴肿痛。

当归　独活　白芷　地榆　矾石　败酱

煎水，适寒暖洗阴，自愈。

《千金》不用败酱。

龙胆泻肝汤

治肝经湿热，腋胁满通，小便赤涩。

柴胡梢　泽泻各一钱五分　车前　木通　当归梢
草龙胆各八分　生地二钱　生姜三片

水煎，食远热服，更以美膳压之。

此本导赤散加柴胡、胆草之属，入肝以泻湿热也。

收肠方

治子肠不收。

枳壳　诃子　五倍子　白矾

煎汤熏洗。若不收，再灸顶心百会穴数壮，即上。

又收肠方

凡遇生肠不收，以铁锈水润肠上，用堪舆家正磁石一钱，研末，酒服，肠即收矣。

《千金》疗蚀方

治䘌疮。

川芎　当归　芍药　地榆　甘草各等分

用水五升，煮至二升，去渣，热熏温洗，日三夜一，即愈。

椒汤治法

治阴中小碎疮如痱子，痒不可当。

胡椒二十一粒

煎汤，洗之自愈。

肉汁治法

治阴户内疮。

用猪肉十斤，水煮，取肉汁一半，浸疮。冷再炖热，浸之。不过三两次即愈。

金银散

杀阴户内疮虫。

蒲黄一升　水银一两

二味研匀细末，用以搽疮即愈。

此方不可轻用。

杀虫硫黄散

治疳虫，蚀下部五脏。

硫黄研为细末，取东南桃树枝五七枝，轻打头使散，以绵缠，粘末，令少厚。又截一竹筒，先内下部中，仍以所捻药桃枝，烧着熏之。

十全大补汤见上卷胎不长养门。

补中益气汤　八珍汤俱见上卷诸痛门。

加味逍遥散见上卷胎逆上逼门，附逍遥散下。

逍遥散见上卷胎逆上逼门。

四物汤见上卷安胎门。

归脾汤见上卷胎漏小产门。

神应丹见中卷催生门。

方剂索引

A

安襄丸　159

安神丸　247

安胎万全神应散　041

安胎万全饮　024

安胎饮　026

安胃行血汤　265

B

八味地黄丸　053

八味逍遥散　057

八仙长寿丸　061

八珍汤　049

白扁豆散　051

白茯苓散　283

白虎汤　099

白头翁加甘草阿胶汤　094

白薇散　073

败毒散　297

半夏茯苓汤　033

半夏散　167

保产无忧散　127

保气丸　127

保生汤　032

保生无忧散　127

保胎神效丸　028

保阴煎　202

保元汤　115

保正汤　284

鳖甲汤　283

补血行滞汤　115

补阳益气煎　018

补阳益气丸　019

补益大豆方　016

补阴益气煎　239

补中和胃汤　266

补中利水汤　271

补中益气汤 048
补中益肾汤 230
不换金正气散 079

C

柴葛安胎饮 106
柴胡知母汤 100
产后芎归汤 215
长生活命丹 213
辰砂六一散 277
承气汤 098
川芎茶调散 046
葱白香豉汤 102
葱白益母汤 147
从权急救加参生化汤 188
从权急救生化汤 187
醋大黄丸 165
催生佛手散 145
催生简易方 146
催生起痘神验方 151
催生如神散 150
催生如圣散 150
催生如意散 147

催生汤 115
催生万全汤 144
催生芎归汤 147

D

达生散 125
大补回阳生化汤 188
大补元煎 204
丹溪安胎饮 023
淡竹茹汤 111
当归补血汤 233
当归地黄汤 228
当归黄芩芍药汤 094
当归活血汤 055
当归建中汤 220
当归汤 051, 304
当归羊肉汤 283
抵圣汤 266
地黄饮子 249
殿胞煎 183
定痛消毒饮 299
东垣凉膈散 054
冬味地黄汤 061

冬味地黄丸　　　061　　　伏龙肝散　　　149

独活寄生汤　　　050　　　伏龙肝汤丸　　　260

独参汤　　143,294　　　扶赢小品方　　　159

独圣散　　　205　　　茯苓汤　　　065

杜仲丸　　　024　　　茯苓丸　　　035

夺命丹　　　159　　　附子理阴煎　　　034

　　　　　　　　　　　　附子理中汤　　　098

E　　　　　　　　附子散　　　262

阿胶黄连饮　　　095

阿胶散　　　051　　　**G**

二陈升提饮　　　072　　　甘草大枣汤　　　111

二陈汤　　　068　　　甘桔汤　　　275

二妙散　　　050　　　钩藤汤　　　087

二母汤　　　276　　　固胎饮　　　122

二神丸　　　222　　　固阴煎　　　203

二蜕散　　　149　　　瓜蒌贝母饮　　　299

二味参苏饮　　　180　　　瓜蒌散　　　296

二香散　　　032　　　官桂散　　　159

　　　　　　　　　　　　归脾汤　　　038

F　　　　　　　归芍连壳饮　　　259

返魂丹　　161,163　　　归芍清肝饮　　　229

凤衣散　　　042　　　归原散　　　031

佛手散　　051,147　　　桂香散　　　157

桂枝白虎汤　　　　　　　099

H

河车大造育麟丸　　　　　020
和气安胎饮　　　　　　　058
和中汤　　　　　　　　　265
黑白安胎散　　　　　　　025
黑神散　　　　150, 155, 160
厚朴去干姜汤　　　　　　092
厚朴生姜甘草半夏人参汤
　　　　　　　　　　　　092
胡连丸　　　　　　　　　024
琥珀地黄丸　　　　　　　226
琥珀黑龙丹　　　　　　　151
琥珀寿星丸　　　　　　　087
琥珀丸　　　　　　　　　157
护胎法　　　　　　　　　105
花蕊石散　　　　　　　　166
滑胎煎　　　　　　　　　128
滑胎散　　　　　　　　　128
槐艾洗法　　　　　　　　299
还少丹　　　　　　　　　281
黄连阿胶汤　　　　094, 095

黄连解毒汤　　　　　　　099
黄龙汤　　　　　　　　　104
黄芪建中汤　　　　　　　210
黄芩白术汤　　　　　　　085
黄芩清肺饮　　　　　　　061
黄芩芍药汤　　　　　　　093
黄芩汤　　　　　　　　　120
回生散　　　　　　　　　082
藿香正气散　　　　　　　047

J

鸡熨下死胎法　　　　　　160
急救晕法　　　　　　　　187
济川煎　　　　　　　　　236
济生归脾汤　　　　　　　038
济生肾气丸　　　　　　　053
济阴大造丸　　　　　　　020
《济阴》加味四物汤　　　278
济阴寿子饮　　　　　　　019
《济阴》香苏散　　　　　103
加减安荣散　　　　　　　071
加减安胎饮　　　　　　　023
加减八珍汤　　　　　　　208

加减补中益气汤　228　　加味六君子汤　079, 257

加减丹溪安胎饮　100　　加味清胃散　060

加减归脾汤　246　　加味参橘饮　030

加减六和汤　265　　加味肾气丸　053

加减六君子汤　270　　加味生化汤　219, 256, 274

加减六味汤　074　　加味生脉散　243

加减茅根汤　278　　加味四味紫苏和胎饮　082

加减参麦汤　069　　加味四物汤　025

加减生化汤　264　　加味天仙藤散　064

加减小柴胡汤　228　　加味五苓散　251

加减养胃汤　238　　加味五皮汤　064, 272

加减一阴煎　293　　加味香连汤　095

加参平胃散　058　　加味香砂生化汤　264

加参生化汤　188　　加味逍遥散　057

加参生化止崩汤　195　　加味泻白散　228

加味安胎饮　023　　加味芎归汤　047, 169

加味补中安胎饮　038　　加味治中汤　078

加味大造丸　284　　加味竹叶汤　068

加味导赤汤　052　　家传胎产金丹　128

加味甘桔汤　275　　健脾化食理气汤　214

加味归脾汤　038　　健脾利水生化汤　254

加味化斑汤　106　　健脾利水汤　064

加味理中汤　078, 262, 268　　健脾消食汤　213

胶艾安胎散　042
胶艾榴皮汤　093
胶艾汤　049
胶艾芎归汤　050
胶葵散　150
椒汤治法　305
桔梗汤　275
捷径方　051
截疟汤　099
《金匮》当归生姜羊肉汤
　220
金匮肾气丸　053
金花汤　103
金铃子散　220
金水六君煎　206
金银散　305
荆防安胎散　088
荆芷治崩汤　194
景岳胎元饮　039
灸足小趾法　166
救苦散　157
救逆汤　139
《局方》调经散　226

《局方》五皮汤　065
橘皮汤　032
橘叶散　296
决津煎　117

K

开骨膏　149,169
坎离丸　015
苦柚单方　035

L

蜡矾丸　224
来复丹　180
理阴煎　034
理中汤　098
立候下胎散　155
连理汤　093
连翘金贝煎　296
莲子生化汤　254
敛宫方　303
《良方》半夏茯苓汤　035
《良方》夺命丹　164
《良方》牛膝散　166

《良方》一味防风散　205

凉血地黄汤　061

羚羊角散　086

硫黄散　303

硫黄汤　303

六安煎　206

六和汤　082

六君子汤　048

六味地黄汤　053

六味地黄丸　053

六味回阳饮　034

六味异功煎　034

六一散　277

龙齿清魂散　199

龙胆泻肝汤　304

漏芦汤　292

M

麻黄根汤　209

茅根汤　278

秘传达生散　126

《秘录》加味神柞饮　148

密斋加味四君子汤　080

明砂止疟丹　100

木香生化汤　214

N

内补建中汤　210

宁肺止嗽散　075

宁神生化汤　198

宁心定魄茯神汤　199

牛膝丸　157

P

平安散　077

平胃散　049

蒲索四物汤　201

Q

七圣截疟散　100

七味白术散　083

七珍散　244

起痛散　230

千金保孕丸　024

千金不换方　127

《千金》当归芍药汤　285

《千金》伏龙肝汤　　197

《千金》鲤鱼汤　　065

《千金》疗蚀方　　305

《千金》牛膝汤　　167

《千金》芩术芍药汤　　048

《千金》三物胶艾汤　　093

《千金》神造散　　158

《千金》石膏大青汤　　107

千金托里散　　049

《千金》榆皮汤　　161

《千金》远志汤　　199

《千金》竹沥汤　　068

羌附汤　　268

芩术安胎饮　　026

青竹茹汤　　032

清肝解郁汤　　296

清骨散　　284

清化饮　　202

清神汤　　087

清暑和胎饮　　085

全生白术散　　063

R

人参白虎汤　　099

人参白术散　　080

人参败毒散　　297

人参当归汤　　247

人参螵蛸散　　280

人参丸　　247

人参养荣汤　　211

人参养胃汤　　048

肉桂散　　155

肉汁治法　　305

乳朱丹　　149

润肠粥　　236

润燥汤　　112

S

三补丸　　139

三合济生汤　　146

三黄解毒汤　　105

三柰下胞方　　165

三味参苏饮　　288

三物解毒汤　　052

三阴煎	239	神寝丸	126
散邪饮	099	神效瓜蒌散	298
散滞汤	084	神应丹	152
桑贝芎归清肺汤	275	神柞饮	148
桑螵蛸散	280	升举大补汤	196
杀虫硫黄散	306	升麻葛根汤	122
山精寿子丸	016	升麻六合汤	107
蛇蜕乌金丸	167	升陷固血汤	201
参便佛手散	169	升阳调元汤	280
参附汤	245	生地黄黄连汤	108
参归汤	238, 283	生化立效方	217
参橘散	031	生化六和汤	261
参苓大补生化汤	256	生化汤	175
参苓莲子饮	255	生化消食汤	212
参苓生化汤	255	生津葛根汤	106
参苓术附汤	255	生津益液汤	251
参麦五味饮	189	生津止渴益水饮	251
参麦饮	189	生脉散	189
参苏芎归汤	216	生脉汤	189
参苏饮	076	失笑散	164
参香散	256	十全大补汤	115
参术膏	238	石膏六合汤	107
参术汤	277	石莲散	264

收肠方 304, 305
手握丹 151
寿脾煎 204
舒筋汤 245
束胎饮 066
顺气安胎散 058
四君子汤 057
四苓散 079
四神散 222
四神丸 221
四味散 208
四乌汤 052
四物汤 025
搜风安胎饮 085
苏桔汤 075

T

太乙膏 224
泰山磐石散 040
天麻汤 243
天水散 277
调经汤 272
通草猪蹄羹 293

通瘀煎 118
兔脑丸 151
脱花煎 156

W

万全膏 152
胃风汤 078
胃关煎 221
胃苓汤 079
温胃丁香散 264
温中散 262
乌骨鸡丸 285
乌金散 155
五君子煎 221
五苓散 079
五皮散 064, 259

X

下胎单方 160
下胎衣单方 165
下瘀血汤 055
仙传保命丹 159
香桂散 157

香连丸	093, 259	续气养荣汤	198
香苓生化汤	259	薛氏加味四物汤	205
香壳散	054	血极膏	165
香砂生化汤	264	血证黑神散	108
香砂四君子汤	293		
香苏散	081	**Y**	
逍遥散	057		
消毒饮	298	延胡生化汤	223
小柴胡汤	052	延胡索散	224
小和中饮	034	延嗣酒	015
小蓟汤	289	养荣壮肾汤	225
小建中汤	210	养生化滞汤	269
小调经散	272	养胎散	126
泻白散	228	养心汤	247
辛散生化汤	233	养正通幽汤	235
辛散汤	233	一母丸	069
新法下胎方	158	一味阿胶饮	095
行气下乳汤	291	一味黄连散	069
芎归汤	051	异功散	275
芎归泻肝汤	227	益黄散	266
芎归泻心汤	199	益母膏	163
芎归枣仁汤	244	益母丸	163
芎芷香苏饮	104	益气养荣汤	301
		益心汤	280

益元散 277

涌泉散 293

油蜜饮 146

鱼胶散 146

玉露散 292

熨阴洗阴法 304

Z

增损八物汤 042

增损柴胡汤 285

贞元饮 197

针灸方 059

知柏导赤散 277

知母丸 069

栀子葱豉汤 106

止汗散 210

止汗生血饮 244

止漏绝神丹 043

止呕安胎饮 031

枳实理中汤 098

治胀方 269

种子丹 014

种子奇方 015

猪蹄汤 292

竹叶安胎饮 067

煮艾方 084

苎根汤 042

驻车丸 093

滋荣活络汤 242

滋荣益气扶正汤 237

滋荣益气汤 189

滋荣益气止崩汤 195

紫苏饮 027

《尊生》安胎饮 039

《尊生》定痛延胡散 047

《尊生》和气饮 058

《尊生》加味安胎饮 069

《尊生》救生汤 152

《尊生》升举大补汤 196

《尊生》香苏散 103

《尊生》治吹乳初起一 297

《尊生》治吹乳身热二 297

《尊生》治吹乳已结肿三 297

56